Cocina bonito, cocina sano

MIS 88 RECETAS FAVORITAS
PARA COMER RICO Y SALUDABLE

Papel certificado por el Forest Stewardship Council®

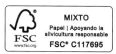

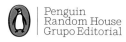

Primera edición: febrero de 2024

Printed in Spain - Impreso en España

ISBN: 978-84-253-6512-6
Depósito legal: B-21.414-2023

Compuesto por Roser Colomer Pinyol
Impreso en Índice, S.L.
(Barcelona)

GR 6 5 1 2 6

Cocina bonito, cocina sano

MIS 88 RECETAS FAVORITAS PARA COMER RICO Y SALUDABLE

ESTEFANÍA DE ANDRÉS
@edeand

Grijalbo

índice

Prólogo

«Pues ya estaría...». Esta frase, que se hizo tan viral en su día, le viene como anillo al dedo a este prólogo. Como pareja de Fani, he podido vivir el proceso paso a paso: desde que todo era una simple idea, un sueño, hasta que pasó a ser el germen de lo que ahora es este libro que tienes en tus manos.

Y no ha sido un proceso fácil, ni corto, ni lineal; ni tampoco un camino de rosas. **Tener un sueño es bonito, pero, si quieres que se cumpla, hay que transformarlo en ideas, y luego trazar un plan de ejecución y trabajar en él.** Ese paso ha sido el más costoso, pero a la vez el más reconfortante una vez visto el resultado.

Yo poco puedo decir de Fani que no sepas ya, pero, ciñéndome a este libro, creo que refleja cómo es ella en todas y cada una de sus páginas. En él encontrarás su característica sencillez, pero también su gusto por los detalles, su estilo de hacer las cosas con mimo y autoexigencia, para ofrecer lo mejor de ella en cada una de las recetas. No siempre le han salido a la primera, pero las ha repetido tantas veces como ha sido necesario, hasta sentirse satisfecha con el resultado y poder escribir los pasos de forma clara y fácil de entender.

Y el mismo cariño y esmero ha puesto en cada foto, midiéndolo todo al milímetro, cuidando cada sombra, cada haz de luz, para que las imágenes de sus creaciones culinarias transmitan las sensaciones que Fani ha tratado de compartir confeccionándolas. Reflejar en una foto todo lo que está dentro de ella y, además, hacerlo con la más alta calidad le ha supuesto un esfuerzo que puedo corroborar que a veces ha conseguido frustrarla, pero nunca detenerla.

En este libro no verás solo recetas saludables y sabrosas... Si eres capaz de leer entre líneas, podrás ver sonrisas, felicidad, amor, delicadeza, innovación, creatividad, originalidad, y también frustración, inseguridades, miedos, incertidumbres, caos..., pero todo ello se ha ido superando en cada línea, en cada foto, en cada mezcla de ingredientes, en cada consejo. La suma de todas estas emociones ha acabado convirtiéndose en las 88 creaciones de este libro. Espero que las disfrutes rodeado de los tuyos y con unas buenas risas de por medio.

Como decía el anuncio de cierto refresco de cola, este libro es para nosotros, para todos. Estoy seguro de que te solucionará una visita inesperada o un regalo especial, o simplemente podrás relajarte y desconectar cocinando alguna de sus recetas. Si es así, Fani estará más que satisfecha, porque no hay nada más bonito que sentirse útil y devolver a los demás lo que te han dado. Con este pequeño gesto en forma de libro, Fani te agradece todas y cada una de tus palabras positivas en las redes sociales, tu apoyo en los momentos menos bonitos, tus gestos para hacerle saber que estás ahí y que valoras todo su esfuerzo y trabajo.

Para finalizar, quería dar las gracias a todas las personas que han ayudado a que este proyecto se convierta en realidad. Y a ti, Fani, gracias por creer en ti misma y por hacerlo posible. Espero que esto no se detenga, por favor, pues esta nueva etapa no ha hecho nada más que empezar. Lo tienes todo para seguir creciendo, y yo estaré ahí, a tu lado, sintiéndome feliz por ello cada día.

Eladio Monerri

¿Quién soy?

Me llamo Estefanía, pero quizá me conozcas más como @edeand o Fani.

Desde pequeña siempre he tenido fijación por Estados Unidos. Mis mañanas levantándome a las ocho para ver el *Club Megatrix* hicieron que tuviese muchas ganas de conocer ese país: esos vecindarios sin vallas, bicis en los jardines, mil productos de alimentación tan diferentes a los nuestros...

Mi padre era militar, y yo crecí en Santiago de la Ribera (Murcia), donde muchas familias estadounidenses venían a la Academia General del Aire. Allí fue donde conocí a una de mis mejores amigas de la infancia, Maegan. Vino con su familia desde Colorado a pasar dos años en España, cuando yo tenía diez años. ¿Y a que no sabéis dónde pasaba Fani la mitad de los días? En su casa. Así que empecé a «vivir» muchas de sus costumbres, a preparar *cookies* enormes con chispas de chocolate, tortitas superesponjosas con sirope de arce...

Durante esos dos años, mis ganas de visitar Estados Unidos no hicieron más que aumentar, hasta que, diez años después de que Maegan se marchara y tras terminar bachillerato y hacer sin mucho interés un ciclo superior de administración y finanzas, pedí una excedencia en el trabajo donde estaba para poder cumplir mi sueño. Sin más, de un día para otro, después de ahorrar y justo cuando llevaba dos meses de relación con Eladio, decidí hacer los trámites necesarios para irme un año de canguro.

Llegué a Estados Unidos en pleno invierno y con tormentas de nieve. Imaginad el cambio para una chica de Murcia, acostumbrada a días de 15-20 °C en invierno. Tuve que salir de mi zona de confort en muchos aspectos.

¿Cómo empecé con este estilo de vida más saludable?

Durante aquel año, hice muchos de los cambios en mi alimentación que hoy sigo manteniendo. Fue un proceso lento y nada radical. Creedme, entonces no había ni una cuarta parte de las opciones que tenemos ahora en el mercado, ni siquiera en Estados Unidos. Elegía por intuición lo que me gustaba, lo que me saciaba y lo que sabía que era más saludable. Empecé a leer sobre las proteínas, las grasas y los hidratos de carbono, y yo misma me preparaba mis combinaciones. Pero si me apetecía comerme una o dos galletas, me las comía sin drama, fuese un martes o fuese un domingo.

Empecé a ir a clases a un gimnasio cuando mis *host parents* llegaban de trabajar de Manhattan. No os imagináis la pereza que me daba al principio. Pero activaba el piloto automático e iba sin pensarlo demasiado porque sabía que hacer deporte me sentaba bien y me ayudaba a desconectar. A partir de ahí, fui enganchándome a esa rutina hasta que al cabo de unos meses me sentía más ágil y en mejor forma que en España.

Permíteme que vuelva un momento al presente. Tú bien sabes, porque siempre lo he contado en redes, que aumento de peso cuando me relajo, pero que consigo volverlo a perder y mejorar mi forma física en cuanto retomo de manera disciplinada mis costumbres de vida saludables. No obstante, fuera cual fuera el momento por el que estaba pasando, nunca he dejado de entrenar, aunque, como es obvio, he tenido épocas de menos motivación, y, bueno, eso está genial también.

Cuando regresé a casa, decidí abrirme una cuenta en Instagram —entonces solo éramos cuatro personas contadas rondando por esa red social (enero de 2012)— y empecé a subir fotos de mi día a día, de mis rutinas de ejercicio, de mis progresos físicos, de mis platos de comida… Lo hacía por y para mí. Además, era una forma de automotivarme. Como la fotografía me ha gustado desde pequeña, siempre intentaba poner mucho mimo en la toma de las fotos y para que todo quedara bonito.

Más tarde, me di cuenta de que todo lo que estaba subiendo motivaba también a más personas, y eso que, en aquellos años, solo podíamos transmitir a través de publicaciones en post, ya que aún no se podían publicar historias ni vídeos.

Durante todos estos años que me han servido de experiencia y aprendizaje he ido probando cosas y he pasado por diferentes etapas, y me he dado cuenta de que, si me propongo algo, tengo la suficiente fuerza de voluntad para conseguirlo, y esto se ha convertido para mí en un estilo de vida. Ahora, con treinta y cinco años, soy mucho más flexible que antes. Sigo comiendo saludable y sigo entrenando, ya que es algo que me sale solo, sin más, pero trato de no obligarme a nada y de pasármelo bien con todo lo que hago.

Procura hacer lo mismo; no te exijas demasiado, haz las cosas porque te gustan y porque disfrutas de ellas. Recuerda: no solo hemos de entrenarnos físicamente, sino también mentalmente, lo que muchas veces puede ser más difícil.

«Little by little, a little becomes a lot»

¡Cuántas veces he repetido esta frase!, y eso nos lleva al momento actual: mi primer libro, que un día imaginé gracias a todos los que me seguís, porque me lo lleváis pidiendo desde hace más de cinco años: «¡Fani, deberías sacar un libro!». Ahora no me creo que después de tanto tiempo vaya a ser una realidad y que haya podido juntar en él tres de las actividades que más me llenan: la fotografía, el estilo de vida sano y la cocina.

Demostrar que se puede comer rico y bonito y hacerlo más saludable es mi propósito.

Desde hace tres años, me dedico cien por cien a crear contenido, pero, como habéis visto, no ha sido algo que haya ocurrido de la noche a la mañana. Ojalá hubiese creído más en mí cuando todos, menos yo, veíais que esto era lo que más me llenaba y se me daba bien. Pero como bien dice el refrán..., «¡más vale tarde que nunca!».

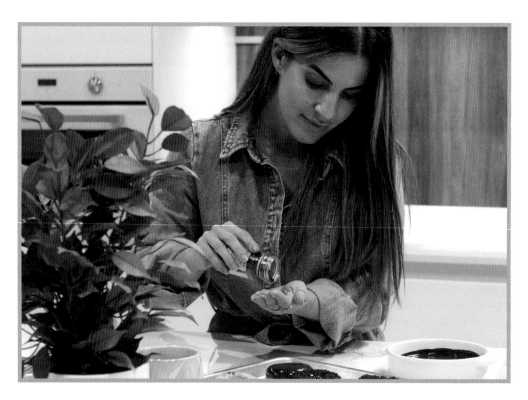

12 consejos antes de empezar

En estos consejos, te resumo todo lo que a mí me hubiese gustado saber cuando estaba empezando en este modo cocinillas. Espero que te ayuden si te estás aventurando en el maravilloso mundo de la cocina. De todas formas, ¡asegúrate de leer también las recomendaciones que dejo en las recetas!

1. Lee de principio a fin la receta antes de comenzar a hacerla. Te llevará de 1 a 5 minutos, te ayudará a saber lo que estás a punto de hacer e incluso a ahorrar el desperdicio de ingredientes (¡y dinero!) en una receta fallida. En muchas recetas, te dejo anotaciones que podrán resolverte algunas dudas. Asegúrate de que tienes todos los ingredientes antes de empezar.

2. Ingredientes a temperatura ambiente es la clave. Es importante. Parece una tontería, pero puede afectar al resultado. Si la receta indica huevos a temperatura ambiente, mantequilla a temperatura ambiente..., ¡no te lo saltes, por favor! Si necesitas la mantequilla fría o derretida, te lo especificaré en la receta.

3. Pesa los ingredientes. En las recetas saladas podemos ir jugando un poco con lo que vamos añadiendo, pero en las dulces no te pongas a experimentar mucho ☺. Haz la receta tal como está escrita las primeras veces y luego, si te sientes seguro, puedes ser más creativo.

4. Nada de hornear con prisas. Si no vas a poder estar pendiente de la cocción o de sacar la preparación del horno, ¡no hagas la receta! Algunas piden comprobar cómo van a mitad del horneado y otras sacarlas, desmoldarlas y dejar enfriar para que no se humedezcan.

5. Ante la duda de si se te va a pegar o no la mezcla en el molde, coloca papel vegetal o engrasa con aceite de coco, aceite de oliva o mantequilla.

6. En las tartas a capas, enfría cada base dando la vuelta al bizcocho, porque necesitamos que la base plana esté en la parte superior. Otra opción es usar un cuchillo dentado afilado y cortar cuidadosamente debajo de la cúpula del bizcocho, asegurándote de que el cuchillo esté completamente paralelo a la encimera de la cocina.

7. Invierte en utensilios de calidad. Después de tantas recetas y caprichos varios de moldes/utensilios, he aprendido exactamente qué funciona mejor y por qué, cuáles son las herramientas esenciales para hornear (y sin cuáles puedes vivir) y qué marcas proporcionan la mejor calidad-precio. Por ejemplo, el vidrio y la cerámica tardan más en calentarse y mantienen el calor durante más tiempo después de sacarlos del horno. Si usas vidrio o cerámica, saca la preparación del horno unos 5 minutos antes de lo que indica la receta (seguirá cocinándose a medida que el recipiente se enfríe). Es un detalle importante que, si no tenemos en cuenta, nos puede estropear recetas en las que queremos que el interior quede fundente.

8. Usa ingredientes de calidad. Las diferentes marcas de chocolate, cacao en polvo, mantequilla, yogur, harinas de avena, etc., tienen diferentes niveles de grasa, humedad y proteínas y pueden afectar el resultado de una receta. Utiliza marcas de calidad o los ingredientes que más te gusten.

9. ¡Diviértete! Este es uno de los mejores consejos. ¡Aprende a cocinar, prueba nuevas recetas, aprende de tus errores, no tengas miedo y, sobre todo, pásatelo bien! Los fracasos son inevitables; yo he tenido muuuchos *fails*.

10. Pregúntame. Me hace mucha ilusión que me preguntéis dudas y poder ayudaros. Ante la duda, siempre puedes escribirme a libro@edeand.com o mandarme un mensaje por Instagram. Probablemente te responda con un audio, como hago ya muchas veces ☺.

11. El tiempo de precalentado de un horno puede variar. En un horno convencional, puede oscilar entre los 10 o 15 minutos, mientras que, en uno de sobremesa, al ser de menor tamaño, en menos de 5 minutos ya estará precalentado. Para ser más precisos, tendríamos que usar un termómetro de horno.

12. Cada horno es un mundo. Y recuerda que no todos pueden estar bien calibrados. Mi recomendación siempre es que compruebes tu receta 5 minutos antes de que termine el tiempo.

Utensilios que he utilizado

1. Tazas y cucharas medidoras. Utilizo casi a diario las cucharas medidoras. Las tazas no tanto, aunque sí que se emplean mucho, por ejemplo, en Estados Unidos. A veces no son tan precisas, pero las cucharas son un imprescindible para mí. Normalmente, las uso para la vainilla líquida, el aceite de oliva, los polvos de hornear o la crema de frutos secos.

2. Báscula. Un básico en la cocina. Antes de hacer recetas, la usaba para controlar mis porciones en la alimentación. Después de pesar durante muuuchos años siguiendo planes de alimentación, puedo trocear por ejemplo un salmón de forma superprecisa sin depender de ella. Pero cuando se trata de recetas, sobre todo si son de postres, es imprescindible ser preciso tanto en los sólidos como en los líquidos. Importante que sea digital, que pese en distintas medidas y tenga la función tara para poder poner un bol e ir agregando ingredientes de forma progresiva e individualmente. En las recetas de tartas a capas y

cookies estilo Levain, la uso para pesar y dividir el total de la masa en partes iguales.

3. Sacabolas de helado. No sirve solo para hacer bolas de helado ☺. Otros usos que tiene el sacabolas son: hacer porciones de masa para *muffins*, albóndigas perfectas, galletas, tortitas (sin pringar mucho y cogiendo la misma cantidad), porciones iguales de trufas de chocolate...

4. Cuchara de madera. Una cuchara de madera es suficiente, pero esta herramienta es tan útil que a veces va muy bien tener un par cerca. Las cucharas de madera son tan resistentes que resultan ideales para todo tipo de mezclas, incluso para las masas más espesas. Solo recuerda lavarlas a mano cuando hayas terminado para que no terminen agrietadas.

5. Pincel de repostería. Este utensilio tiene más usos de los que te imaginas. Puedes emplearlo para engrasar un molde antes de verter la masa y para pintar la masa con mantequilla derretida o huevo, como indico en la receta salada de las empanadillas que te comparto en el libro.

6. Rodillo. Los rodillos son muy útiles para extender la masa de galletas o la de unos *crackers*, pero también puedes usarlo si no tienes un procesador de alimentos y necesitas triturar galletas para una receta. Simplemente, ponlas en una bolsa sellable y luego usa tu rodillo para romperlas en pedazos.

7. Colador de malla fina. Es el más útil para tamizar ingredientes secos o espolvorear eritritol o cacao en polvo. Además, lo uso mucho para eliminar las semillas de las salsas de frambuesas o colar el *lemon curd* y que quede una textura fina y sin grumos.

8. Ralladores/peladores. Mi favorito es el rallador o *zester* de Microplane, que es el rallador fino manual popularizado por esa compañía estadounidense. ¡Es una maravilla! Tiene cuchillas superpequeñas, tan afiladas como una navaja. Rallan los alimentos sin rasgarlos, romperlos o desmenuzarlos, lo cual preserva e intensifica su sabor y aroma. Perfecto para rallar cítricos, nuez moscada y quesos duros, entre otros alimentos.

9. Moldes redondos de aluminio anodizado. Deberías tener dos de estos ya que necesitarás más de uno si te gusta hacer las tartas de capas. El tamaño que más uso es el de 15 × 5 cm o el de 15 × 7,5 cm. Asegúrate de tener dos moldes del mismo tamaño, con bordes rectos y con una conducción del calor excelente. En estos casos, no uso los desmontables de silicona. También son ideales para hacer las tartas de queso japonesas o mi pastel de chocolate sin harinas que encontrarás en el libro.

10. Moldes varios. Los que más utilizo:

- Molde cuadrado de aluminio Nordic Ware de 20 × 20 cm.
- Molde rectangular antiadherente Le Creuset de 18,5 × 9,5 cm.
- Molde rectangular de aluminio Nordic Ware de 21 × 10 cm.
- Molde redondo desmontable de 18 cm.
- Molde redondo desmontable Lékué de 15 cm.

11. Cortadores. No se necesitan muchos ni de mil formas diferentes. Son más para recetas que requieran de una decoración muy específica, pero creo que va bien tener al menos un set de cortadores redondos.

12. Boles o tazones para mezclar. Es útil tener un set de tres tamaños diferentes, ya que muchas recetas requieren más de uno. Elige vidrio, metal o plástico según tus preferencias, pero vale la pena tener algunos aptos para el microondas o para el fuego lento (para fundir, por ejemplo, el chocolate al baño maría). Yo prefiero los de vidrio y cerámica.

13. Batidor de varilla manual. Sí, puedes usar un batidor de alambre para batir huevos, pero también es útil para otras cosas. En particular, es una de las mejores maneras de mezclar a fondo los ingredientes secos. También es genial para mezclar unas natillas caseras y eliminar grumitos.

14. Papel para hornear/vegetal y tapetes de silicona. El papel vegetal está recubierto con una capa de silicona para crear una superficie resistente al calor y antiadherente, y es perfecto para forrar por dentro los moldes. Una gran ventaja es que puedes adaptarlo a cualquier molde con un par de tijeras. Suelo usar el papel vegetal que viene en hojas planas, muuucho más cómodo. Y en cuanto al tapete de silicona, debido a sus cualidades antiadherentes, es perfecto cuando tenemos masas que están algo pegajosas. Son reutilizables y fáciles de limpiar.

15. Espátulas o lenguas de gato. Ideales para rebañar los restos de masa de un bol o para llegar y limpiar hasta el último gramo de crema de cacahuete de un bote. También son muy útiles para integrar mezclas con ingredientes húmedos y secos. Y tengo un par de desplazamiento para cuando hago tartas y dar el toque final o extender el *frosting*. Probablemente no sea algo que uses todos los días, pero si quieres dar ese toque final y que quede más bonito, será un utensilio que te ayudará.

16. Bandejas y rejillas. Definitivamente, necesitas al menos una bandeja en tu cocina, y probablemente te beneficiará tener dos. Te recomiendo las bandejas de aluminio de buena calidad; son muy duraderas, conducen el calor de manera uniforme y no se deforman ni doblan como las bandejas más endebles hechas con aluminio de menor calibre o materiales más baratos. Yo suelo tener de Nordic Ware. Y la rejilla de enfriamiento es esencial para ayudar a que el aire circule alrededor de tu pastel, bizcocho o galletas recién horneadas. Son imprescindibles para que el proceso de cocción se detenga y se enfríen de manera uniforme. Normalmente, dejo que mis galletas horneadas se enfríen durante 5 minutos en las bandejas una vez que las saco del horno. Después las paso de inmediato a una rejilla. ¿Por qué? Porque quiero evitar que queden húmedas y facilitar que les llegue por debajo el aire que necesitan para enfriarse bien.

17. Mangas pasteleras/boquillas. Para decorar pasteles, galletas y otros postres, y también para usar con masas y cremas a la hora de verter en un molde y ser más precisos. Por ejemplo, es un básico para mí al rellenar las cavidades de los moldes de dónuts de silicona, aunque es algo que también puedes hacer con una bolsa de autocierre cortando una de las esquinas de la bolsa. También me encanta usar las mangas pasteleras para rellenar las tartas a capas, y hacerlo de forma uniforme sin presionar.

18. *Ramekins*/sartén *skillet*/*cocotte*. El *ramekin* es un pequeño recipiente de bordes rectos que se suele usar para postres individuales. Yo tengo bastantes. Suelen ir de los 60 a los 250 ml. Igualmente, hay recetas de este libro en las que servirían vasos aptos para fuentes de calor, si tienes.

Para hacer una de mis recetas favoritas y más conocidas, la *skillet cookie*, uso la sartén de hierro fundido. Los tamaños de 13 a 16 cm son perfectos. La de 23 cm suelo utilizarla para hacer recetas saladas. Pueden emplearse en fogones, bajo el grill o en el horno para marcar, dorar o tostar alimentos.

Y luego la reina de la cocina: una *cocotte* de Le Creuset o, mejor dicho, una olla de hierro fundido esmaltada. Práctica y apta para el horno, fogones, placas de inducción y grill.

19. Procesadoras/*blenders*/batidoras. Tener una buena procesadora se convirtió en algo necesario en mi cocina. Ideal que sea de 1.000 vatios o más. Algo que uso a diario son los vasos más pequeños, ya sea para hacerme una mezcla de tortitas de avena y claras, triturar una cantidad pequeña de alguna receta o simplemente prepararme un *frapuccino* individual con hielo triturado. La jarra grande suelo reservarla para hacer crema de frutos secos.

Una batidora de mano inalámbrica es una maravilla. Perfecta para una multitud de tareas, desde mezclar y batir hasta triturar, picar y emulsionar sin complicaciones.

Por otro lado, una batidora de varillas para repostería es un básico a la hora de montar nata o claras de huevo con buen volumen.

20. Horno/*airfryer*. Mi horno 10 en 1 tiene la función *airfryer*, por lo que si quiero utilizarla tan solo tengo que darle al botón y listo. Soy de tener horno de sobremesa desde 2012 y el convencional, grande, tan solo para ocasiones especiales. La función *airfryer* la uso más para recetas saladas que dulces, ya que considero que el resultado no es igual y muchas veces no nos interesa ese aire del ventilador tan fuerte.

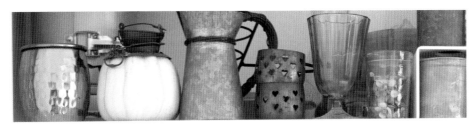

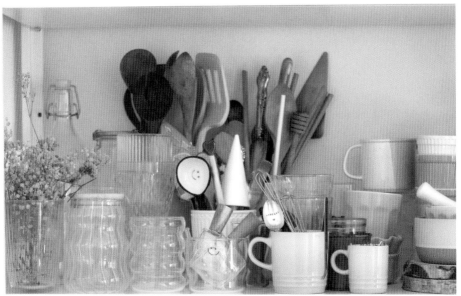

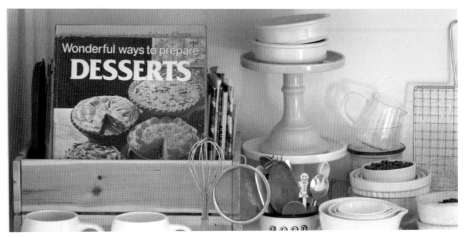

El
lado
más

cremoso

Caramelo salado

Hay mil recetas de caramelo salado rondando por las redes sociales que «imitan» las originales, pero no tienen nada que ver ni en sabor ni en textura. Lógicamente, podemos hacer una pasta dulce y cremosa con dátil y añadirle una pizca de sal, pero el resultado no será el deseado.

Para un tarro de 250 ml

Ingredientes

- 130 ml de nata 35 % M. G. a temperatura ambiente
- 70 g de alulosa
- 55 g de mantequilla sin sal
- una pizca de sal
- Opcional: 5 ml de vainilla líquida

Elaboración

1. En una olla o sartén, pon la mantequilla a fuego bajo-medio hasta que se funda y desprenda un suave aroma tostado (¡no quemado!).
2. Seguidamente, agrega el endulzante y espera unos minutos a que se funda y se integre con la mantequilla.
3. Por último, y sin dejar de mover, vierte muy poco a poco la nata, la vainilla líquida (opcional) y una pizca de sal. Verás que empieza a burbujear, así que hazlo poco a poco para evitar que se salga de la olla.
4. Mantén la temperatura a baja-media potencia y deja que vaya reduciendo y espesando.
5. Ten en cuenta que en caliente la textura estará más fluida, pero, una vez que se enfríe, cogerá ese aspecto de caramelo tan tentador ☺.
6. Se conserva en un tarro hermético hasta 1 semana.

TIPS

- Si quieres utilizar eritritol, que sea en polvo porque, si no, cristalizaría y no llegaría a tener una textura taaan buena. Cómpralo ya pulverizado o pulverízalo en casa con un molinillo o una procesadora.
- La nata puede sustituirse por leche evaporada. Probé en una ocasión y quedó bien.

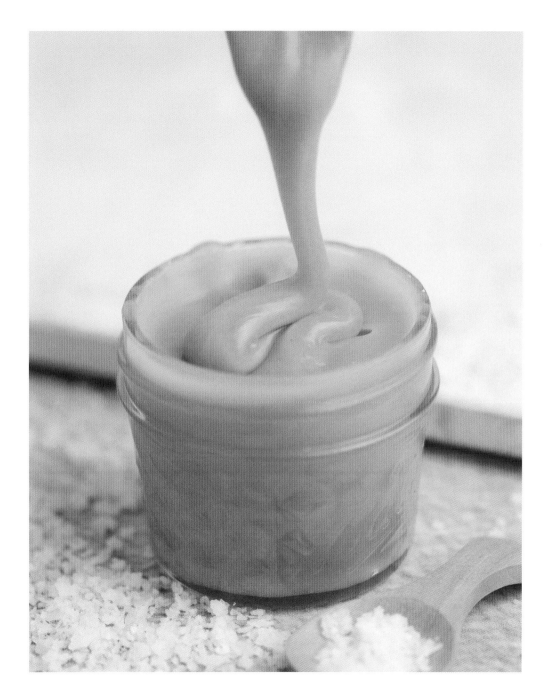

Crema casera sabor Kinder®

Amor eterno a esta versión desde 2015. Cuando la preparo, suelo hacer 1 kg. Te puede durar meses y no hace falta que la guardes en el frigorífico. Fuera de la nevera, te quedará más fluida, mientras que con el frío el chocolate blanco se endurecerá.

Ingredientes

- 600 g de avellanas naturales tostadas sin piel
- 200 g de anacardos naturales
- 200 g de chocolate blanco sin azúcar
- Opcional: 5 ml de vainilla líquida

Elaboración

1. Tritura primero las avellanas en la procesadora hasta convertirlas en una crema bien fluida. En mi caso me lleva 2 minutos con una buena procesadora.
2. Añade los anacardos y vuelve a triturar hasta que la mezcla quede de nuevo fluida.
3. Agrega por último el chocolate blanco ya fundido y vuelve a mezclar.
4. Crema preparada para ser devorada ☺.

TIPS

- La cantidad dependerá del recipiente donde vas a triturar. No quieras hacer la mitad de las cantidades o menos de la mitad en una procesadora muy grande. Si tienes dudas, pregúntame por redes sociales o por correo electrónico.
- Funde el chocolate blanco al microondas en tandas cortas de apenas 20-30 segundos. Cuando lo saques después de los primeros 20-30 segundos, remueve y vuelve a meter otros 20-30 segundos. Es importante que lo remuevas en cada tanda porque visualmente el chocolate puede mantener su forma, pero estar realmente blando. Normalmente, con dos o tres tandas es suficiente.
- Si tuestas los frutos secos en casa, deben estar completamente fríos antes de triturarlos.
- ¡No añadas ni bebidas vegetales ni leche a la mezcla! Si lo haces, la crema pasará a durarte días, en lugar de meses.

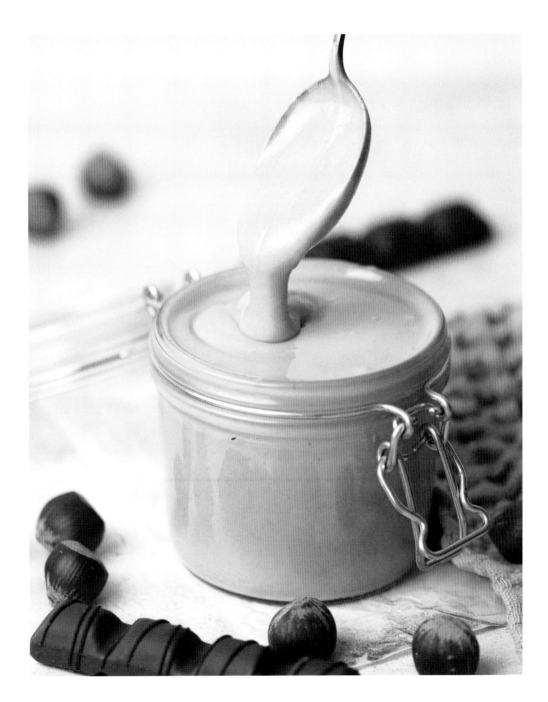

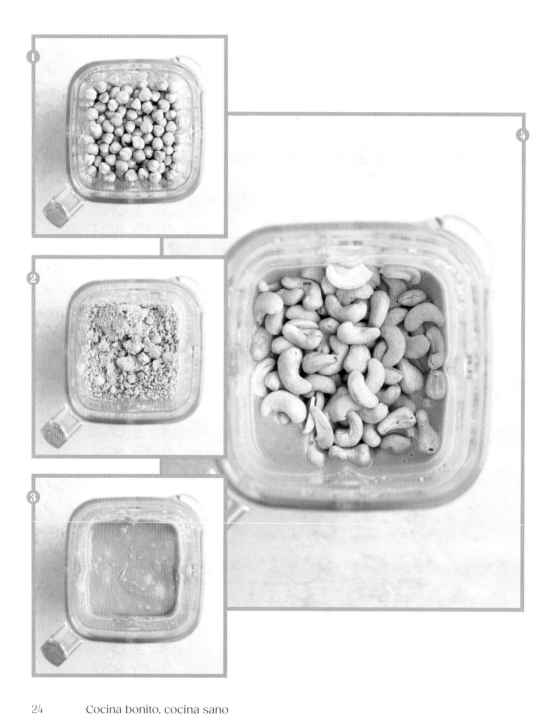

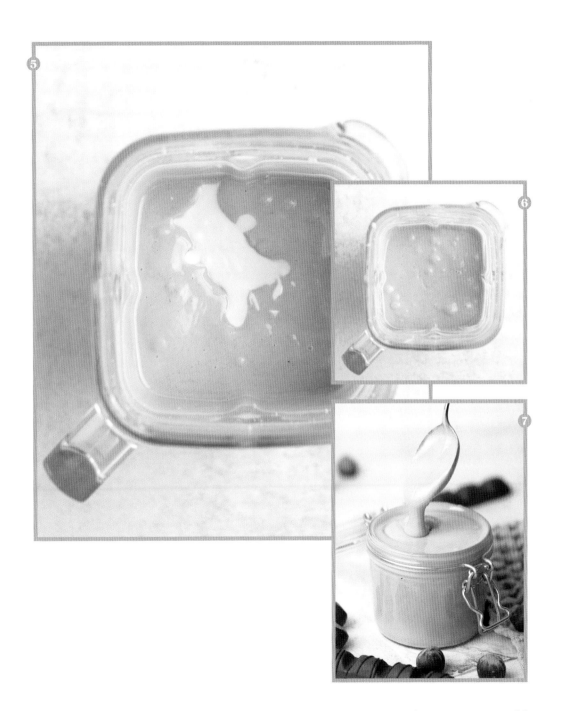

Crema de avellanas y chocolate

Una versión más saludable que puedes usar tanto para untar como para decorar o combinar con, por ejemplo, unas creps de avena. Esta crema puede conservarse fuera o dentro de la nevera hasta 6 meses.

1 kg en total

Ingredientes

- 800 g de avellanas naturales tostadas sin piel
- 180 g de chocolate 85 % o el de tu preferencia
- 20 g de cacao en polvo desgrasado
- Opcional: un chorrito de vainilla líquida y endulzante líquido o eritritol en polvo. Prueba y ajusta a tu paladar ☺. A mí me gusta endulzar con el líquido

Elaboración

1. Pulveriza las avellanas en una buena trituradora hasta que te quede una crema bien fluida.
2. Funde el chocolate en el microondas en dos tandas de 30 segundos. Una vez termine la primera tanda, saca del microondas, remueve bien y vuelve a meter el chocolate 30 segundos más.
3. Añade el chocolate fundido, el cacao en polvo y, si quieres, algunos de los ingredientes opcionales a la crema de avellanas e integra en la trituradora.

TIPS

- Puedes prepararla con 2 o con 3 ingredientes (todos sabemos la infinidad de combinaciones que hay). Yo siempre combino cacao en polvo y chocolate fundido, ya que busco que en frío se solidifique.
- Hay mil versiones de esta crema con dátiles; puedes usarlos, pero entonces la crema se estropea mucho antes.
- No añadas leche ni bebidas vegetales. Debes procesar las avellanas 100 % sin necesidad de añadirles ingredientes líquidos porque, si lo haces, la crema apenas te durará 1 semana en buen estado.
- Puedes jugar con las cantidades. Se trata de que, una vez que tengas la crema de avellanas lista, vayas poniéndole cacao al gusto. Incluso puedes omitir el chocolate fundido, pero entonces tendrás que endulzar.
- Recién hecha y a temperatura ambiente, queda tan fluida como ves en la foto ♥.
- Se conserva fuera o dentro de la nevera hasta 6 meses. Lo mejor de estas cremas caseras es que se pueden dejar al gusto tanto en intensidad de sabor como de textura o dulzor.

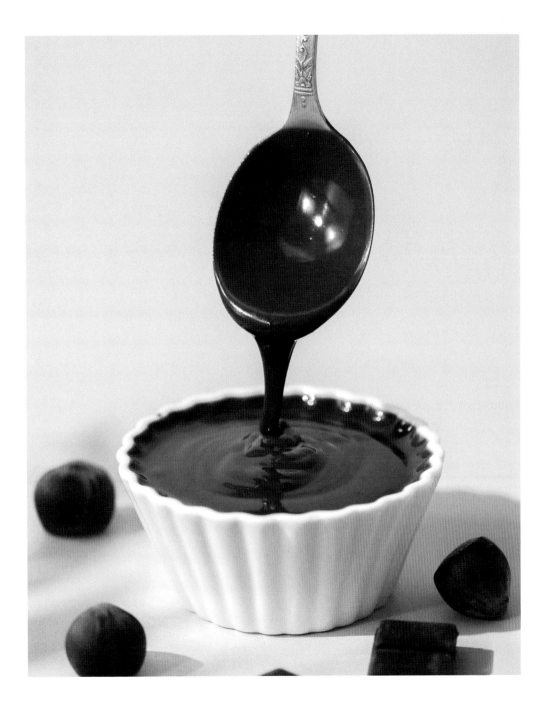

Crema para rellenos o coberturas

Esta es la crema que uso desde hace muchos años para rellenar mis tartas a capas o como cobertura de cupcakes. Ya sea de chocolate negro o blanco, la receta que sigo es esta que sigue.

Ingredientes

- 350 g de queso crema *light* o yogur griego 0 % espeso o *quark*
- 150-200 g de chocolate negro o blanco sin azúcares añadidos
- endulzante al gusto. En este caso, me gusta usarlo líquido

Elaboración

1. Suaviza el queso crema a temperatura ambiente. No debe estar frío. Si al añadir el chocolate fundido el queso crema está frío, habrá demasiado contraste y puede endurecerse muy rápido sin quedar homogéneo.
2. Funde el chocolate y con una cuchara o lengua de gato vierte sobre el queso crema y mezcla muy bien. Por último, añade endulzante al gusto y prueba un poquito para que esté a tu gusto.
3. Tapa con film transparente y mete en el frigorífico hasta que vayas a usarlo para rellenar o cubrir tus tartas.

TIPS

- Asegúrate de que la crema esté bastantes horas en la nevera antes de usarla para que quede bien firme y no se derrita al untarla en el bizcocho, por ejemplo. Si llegara a fundirse, podría ser un desastre.

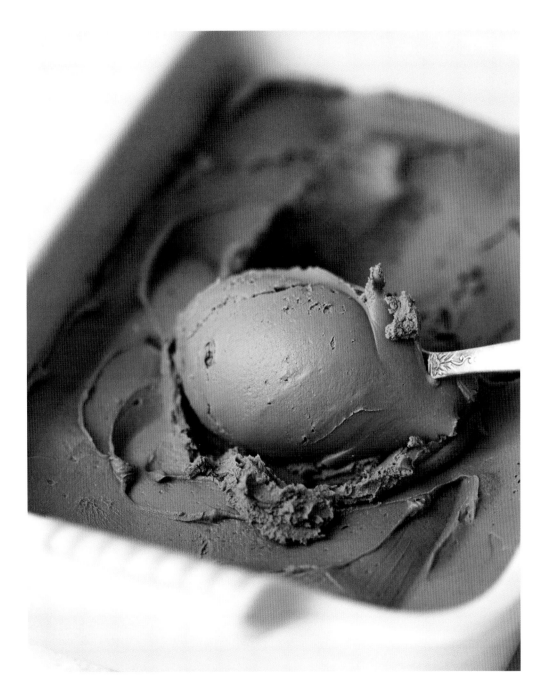

Leche condensada casera

Desde siempre, cuando veo un bote de leche condensada, me viene a la cabeza el azúcar, porque la leche condensada no deja de ser leche de vaca a la que se le ha extraído agua y añadido azúcar.

Aquí te enseño mi receta hecha con solo 3 ingredientes y sin añadirle azúcar. Podrás usarla como topping y, si quieres, podrás hacerla en versión vegana.

Ingredientes

- 150 g de leche en polvo desnatada o leche de coco en polvo (opción vegana)
- 150-170 ml de bebida de almendras sin azúcar o cualquier bebida vegetal o leche desnatada
- endulzante al gusto, ya sea líquido o granulado, como el eritritol

Elaboración

1. Con una batidora de brazo, tritura la leche en polvo con la bebida de almendras hasta que quede sin grumos.
2. En este momento, añade tu endulzante, poco a poco. Tritura y ve probando hasta obtener el dulzor que desees. En esta receta, me gusta usar un endulzante líquido.
3. Conserva en un tarro hermético en la nevera hasta 3 días.

TIPS
- Al enfriarse queda más espesa, pero puedes añadirle más bebida de almendras para ajustar la textura a tu gusto.

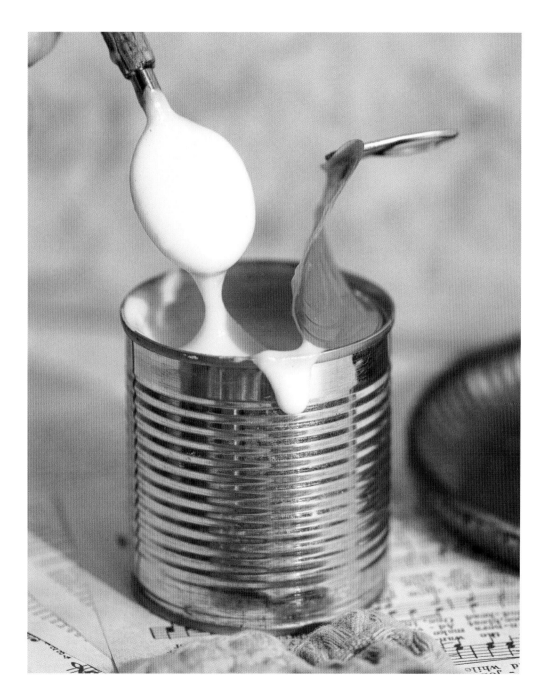

«Lemon curd» o crema de limón al microondas

Desde bien pequeña, como buena murcianica ☺, me ha encantado el limón, así que adoro todo lo que lo lleva. El lemon curd es un postre de origen inglés que se usa para untar y que suele hacerse de limón, pero puedes prepararlo con otras frutas, como naranja, lima o frambuesa. Te enseño cómo hacerlo rápidamente al microondas y sin azúcar añadido.

Ingredientes

- 3 huevos talla L
- 100 ml de limón exprimido
- 100 g de eritritol en polvo
- 100 g de mantequilla sin sal fundida
- 1 cucharadita de vainilla
- ralladura de 1 limón

Elaboración

1. Comienza mezclando bien todos los ingredientes en un recipiente apto para microondas.
2. Mete la preparación al microondas 30 segundos, sácala y mezcla. Mete de nuevo 30 segundos y vuelve a mezclar. Repite el procedimiento hasta que la crema se espese.
3. Tras 3 minutos ya debe estar lista.
4. Pasa la mezcla por un colador para que quede más fina y déjala enfriar por completo.
5. Ya tienes tu *lemon curd* listo para rellenar *muffins* o para usarlo como cobertura de una tarta de queso o de cualquier otro tipo de pastel ☺.

TIPS

- Puedes endulzarlo más si quieres, eso ya depende de tu paladar.
- No hay problema en hacer la mitad de las cantidades si no quieres tanta crema. En ese caso, utiliza la mitad de todos los ingredientes, pero los 3 huevos sustitúyelos por 1 huevo talla L + 1 yema.

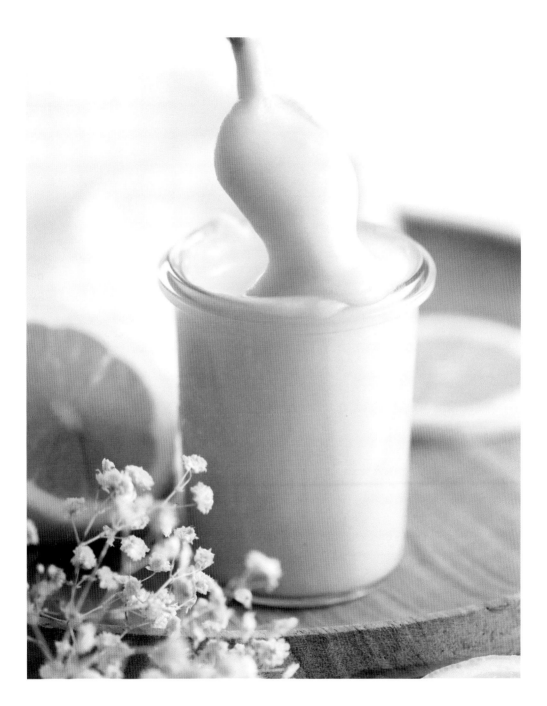

Nocilla Cookies & Cream®

La versión casera de esta crema es muy fácil de preparar y podrás usarla para untar tortitas, para ponerla en el yogur y como cobertura de alguna tarta o relleno de unas cookies. Dime que se te viene la canción del anuncio a la cabeza ☺.

Ingredientes

- 500 g de avellanas naturales tostadas sin piel
- 150 g de chocolate blanco sin azúcar
- 40 g de leche en polvo desnatada
- galletas desmenuzadas sabor Oreo® sin azúcares añadidos (de compra o caseras)

Elaboración

1. Tritura las avellanas en una procesadora potente hasta que consigas una consistencia de crema.
2. Funde el chocolate blanco y añádelo a la procesadora junto a la leche en polvo. Vuelve a triturar bien para que se integren todos los ingredientes.
3. Por último, trocea las galletas y mézclalo todo bien a mano. Cantidad al gusto.
4. Conserva en un tarro hermético dentro o fuera de la nevera.

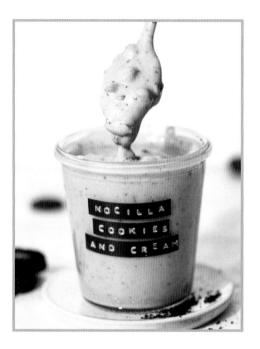

TIPS
- Si decides guardarla en la nevera, la consistencia será más sólida ya que el chocolate blanco fundido pasará a solidificarse.
- Si para ti no está suficientemente dulce, siempre puedes añadir algún endulzante líquido al gusto.
- La galleta puedes hacerla casera; aquí te dejo mi receta de galleta sabor Oreo® al microondas.

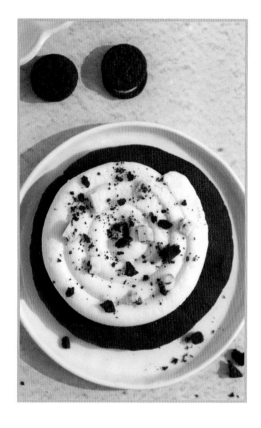

Cookie sabor Oreo® al microondas

Ingredientes

- 25 g de harina de avena
- 2-3 g de cacao negro alcalino
- 15 g de mantequilla sin sal textura pomada
- 20 g de eritritol en polvo (dorado o normal)
- gotitas de esencia de vainilla

Elaboración

1. Mezcla todos los ingredientes.
2. Coloca la preparación sobre un plato cubierto con papel vegetal y mete en el microondas 1 minuto a la máxima potencia.
3. Puedes poner chispas de chocolate al gusto, sin azúcar.
4. La galleta estará blandita, pero, cuando se enfríe, quedará crujiente y la podrás desmenuzar dentro de la crema.

Salsa de fresas

Quien dice fresas dice frambuesas, arándanos o moras... Puedes preparar la salsa que prefieras con esta receta y usarla en tus yogures, sobre la «New York cheesecake» de este libro (página 138) y para rellenar las berlinas de la página 62.

Ingredientes

- 300 g de fresas
- 60 g de eritritol en polvo
- el zumo de 1 limón + la ralladura
- 5 ml de esencia de vainilla
- 3 g de maicena
- Opcional: 15 ml de sirope de arce sin azúcar

Elaboración

1. Pon las fresas troceadas, el endulzante, el sirope, el zumo y la ralladura de limón y la esencia de vainilla en una olla a fuego bajo-medio.
2. Mueve durante unos 15-20 minutos hasta que la mezcla vaya soltando su jugo y las fresas se vayan poniendo más blanditas.
3. En un vaso pequeño, disuelve la maicena en un poco de agua, apenas 40-50 ml aproximadamente, y viértela rápidamente en la olla. No pares de remover. Irá espesándose poco a poco.
4. Ya solo tienes que guardar la salsa de fresas en un tarro de cristal hermético y dejar que enfríe sobre la encimera de la cocina antes de conservar en el frigorífico.

TIPS
- Si quieres algo mas de dulzor, también puedes añadir el sirope de arce una vez la receta esté lista o incluso al día siguiente de tenerla preparada, como forma opcional.

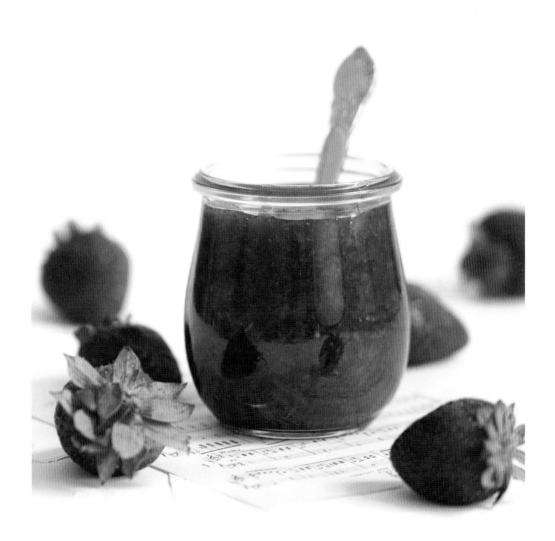

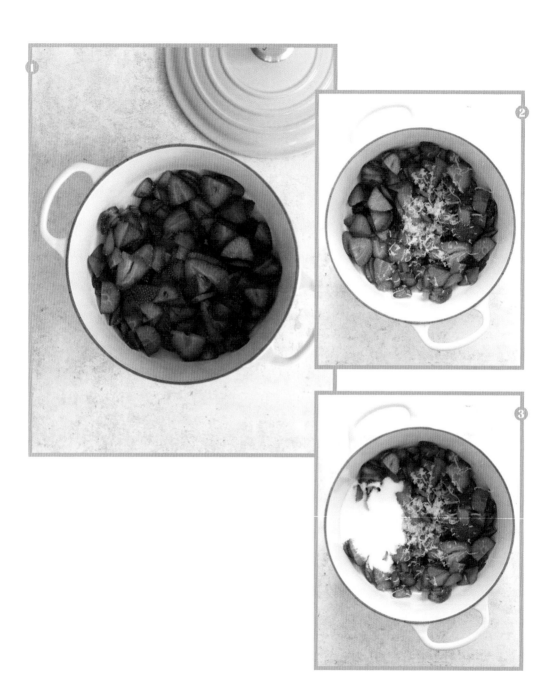

Cocina bonito, cocina sano

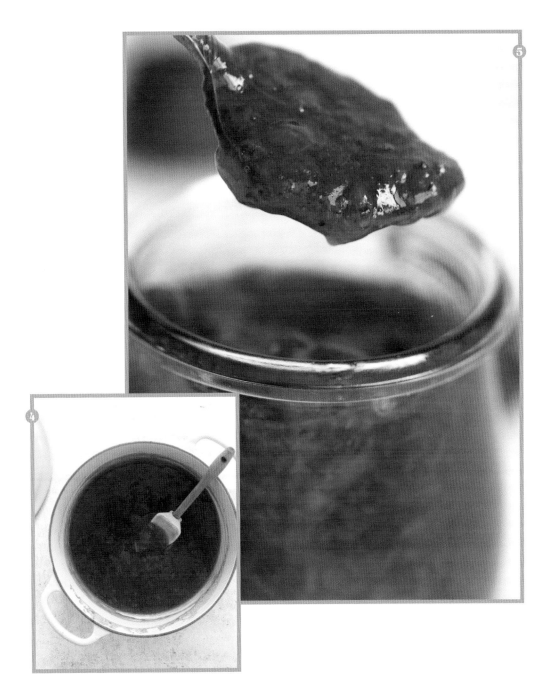

Recetas

dulces

3 recetas en 1. Dónuts de limón-bizcocho-tortitas

¡Lo mismo de siempre de forma diferente! Te dejo este 3 en 1 para que puedas preparar con la misma mezcla la versión que más te guste 👨‍🍳.

Para 6 dónuts o 1 bizcocho de 15 cm
de diámetro o tortitas para 2

Ingredientes

- 3 huevos talla XL
- 30 ml de zumo de limón exprimido
- 30 ml de aceite de oliva virgen extra suave o mantequilla sin sal
- 70 g de eritritol o endulzante al gusto
- 100 g de yogur natural
- 100 g de harina de arroz o de avena
- 40 g de harina de almendras
- 7 g de levadura en polvo
- Opcional: pasta de vainilla o vainilla líquida (al gusto)

Ingredientes para la cobertura
- 100 g de chocolate blanco sin azúcar
- 1 cucharada de aceite de coco fundido

Elaboración

1. Comienza triturando o batiendo los huevos junto al yogur, el aceite, el eritritol y la vainilla. Yo utilizo la Nutribullet® para que quede bien homogéneo y el eritritol también se triture.
2. Ponlo en un bol y añade las harinas y la levadura.

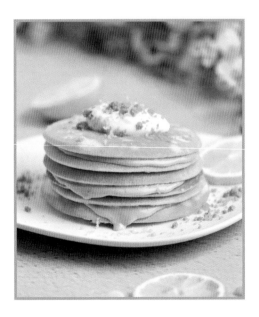

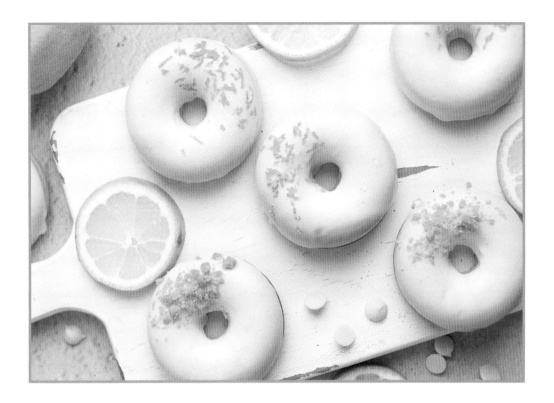

3. Mezcla bien y deja reposar 5 minutos para que las harinas se humedezcan bien.

4. Pásalo a un molde de dónuts de silicona y, con el horno precalentado a 180 °C, hornea 8-10 minutos (esta es mi opción favorita, pero a continuación te daré también los tiempos para microondas o *airfryer*).

5. Una vez fríos, funde el chocolate blanco junto al aceite de coco y baña cada dónut.

6. Microondas: 2-3 minutos a máxima potencia.

7. *Airfryer*: 5-6 minutos a 180 °C.

TIPS

- Los tiempos son orientativos, te recomiendo siempre que estés pendiente y, si fuese necesario, alargues la cocción un poco más.
- Si eliges hacer el bizcocho en un molde de 15 cm de diámetro, ponlo 5 minutos en el microondas a la máxima potencia. Yo utilizo el molde desmontable de Lékué.
- Si optas por hacer tortitas, simplemente vuelta y vuelta en una sartén antiadherente.

Avena nocturna («overnight oats»)

Prepararte estos vasitos la noche de antes para tener el desayuno listo es muy buena opción. No dudes en cambiar las frambuesas por cualquier otra fruta a tu gusto y la crema de fruto seco por la que tú prefieras.

Para 2 vasitos

Ingredientes

- 100 g de copos de avena suaves o gruesos
- 200 ml de bebida de almendras sin azúcar
- 15 g de proteína en polvo (Whey o Iso) con sabor a vainilla o similar
- 20 ml de sirope de arce sin azúcar o endulzante al gusto
- 50 g de frambuesas frescas o congeladas
- 15 g de crema de cacahuete
- Opcional: un chorrito de vainilla líquida

Elaboración

1. Mezcla en un recipiente los copos de avena, la bebida de almendras, la proteína, el sirope y la vainilla líquida. Tapa y deja reposar durante toda la noche en la nevera.
2. Por la mañana, aplasta las frambuesas (en mi caso casi siempre las uso congeladas, las adoro; si me sigues desde 2011, lo sabes 😊). Las saco del congelador, les pongo un poco de endulzante líquido y cubro el fondo del vasito.
3. Seguidamente pongo la avena que reposó toda la noche y después la crema de cacahuete.
4. Disfruta porque la combinación es brutal.

TIPS

- La proteína en polvo no es imprescindible, aunque yo suelo usarla para que haya un aporte de proteínas en muchas recetas. Además, aporta sabor y dulzor y se puede consumir hagas deporte o no. De todas formas, si la eliminas, te recomiendo que incluyas en tu desayuno otra fuente de proteína.

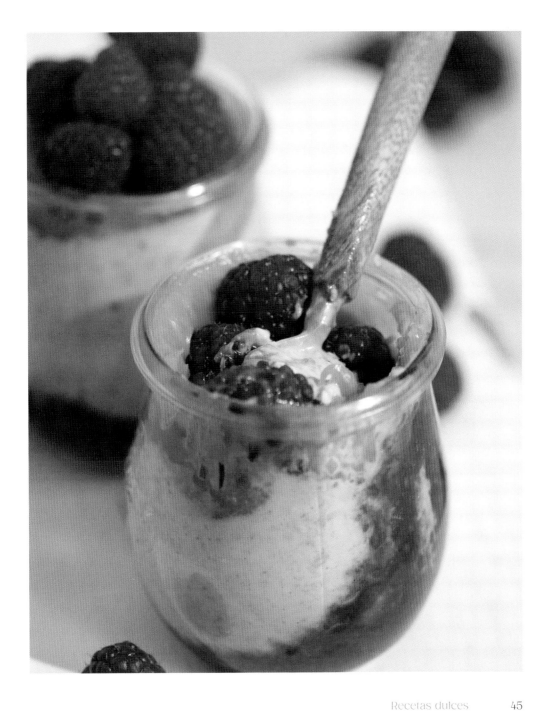

«Banana bread» de chocolate vegano

Sin azúcares añadidos y sin huevos, este es un básico para los amantes del plátano y del chocolate.

Para 8-10 porciones
Molde rectangular de 20 × 11 × 7 cm

Ingredientes

- 280-300 g de plátano maduro
- 50 ml de aceite de oliva suave, tipo arbequina
- 80 ml de bebida de almendras sin azúcar
- 80 g de eritritol
- 140 g de harina de avena neutra
- 60 g de harina de almendras
- 40 g de cacao en polvo
- 7 g de polvo de hornear
- una pizca de sal
- vainilla al gusto
- Opcional: trozos de chocolate vegano, bien generosos 😬

Elaboración

1. Por un lado, mezcla los ingredientes secos en un bol; por otro, bate los húmedos.
2. Integra ambas mezclas y viérte el resultado en el molde.
3. Con el horno precalentado a 180 °C, con ventilador y calor arriba, hornea 55 minutos (tapa con aluminio al minuto 40).
4. Desmolda y deja enfriar por completo antes de cortar. A mí me gusta cuando ya está bien frío 😊.

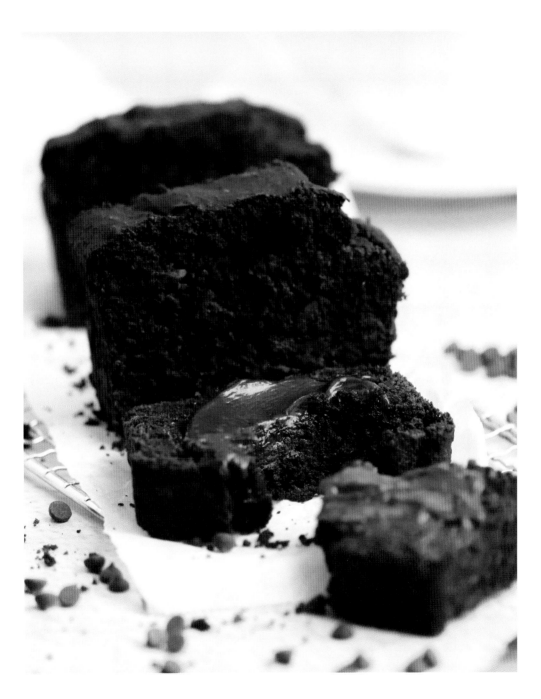

«Banana bread»

Existen muchas variaciones del pan de plátano, pero todas ellas se caracterizan por su humedad y su peculiar aroma. ¡Es perfecto para aprovechar esos plátanos maduros que tienes por casa! Además, puedes añadir chispas de chocolate, nueces, fresas, dátiles...

Para 8-10 porciones
Molde rectangular de 20 × 11 × 7 cm

Ingredientes

- 260 g de plátano triturado
- 60 g de mantequilla sin sal, aceite de coco o aceite de oliva suave
- 3 huevos L o XL a temperatura ambiente
- 125 g de yogur griego o *quark/skyr*
- 120 g de harina de avena neutra
- 100 g de harina de almendras
- 30 g de proteína de vainilla Whey Protein®
- 65 g de eritritol
- 10 g de polvo de hornear
- 1 cucharadita de vainilla
- una pizca de sal
- canela
- chispas de chocolate al gusto

Elaboración

1. Comienza mezclando los huevos, la mantequilla fundida, el plátano triturado, el yogur y la vainilla con una batidora.
2. Seguidamente, añade la harina de avena neutra, la de almendras, el eritritol, la canela, los polvos de hornear y la sal. Vuelve a mezclar y agrega la proteína de vainilla al final.
3. Una vez que esté todo bien integrado, incorpora al gusto las chispas de chocolate.
4. Con el horno precalentado a 180 °C, con ventilador y calor arriba y abajo, hornea 50 minutos. Te recomiendo tapar con papel de aluminio en el minuto 40 para que el plan de plátano no se te dore mucho, pero lo ideal es siempre comprobar.
5. Deja enfriar unos minutos y saca del molde para evitar que se humedezca más.
6. Ya solo te queda disfrutarlo ☺.

TIPS

- Para hacer el pan de plátano, me gusta utilizar moldes de acero en lugar de silicona porque el calor se reparte más uniformemente.
- Puedes usar solo un tipo de harina. Es decir, puedes emplear solo harina de avena o solo harina de almendras.
- En cuanto a la proteína, puedes omitirla y sustituirla por la misma cantidad de harina, pero piensa que le da un toque de vainilla y dulzor extra a la masa. Prueba la masa antes de hornear y, como cada paladar es un mundo..., ajusta a tu gusto. También piensa que quedará más dulce si le pones los trocitos de chocolate.

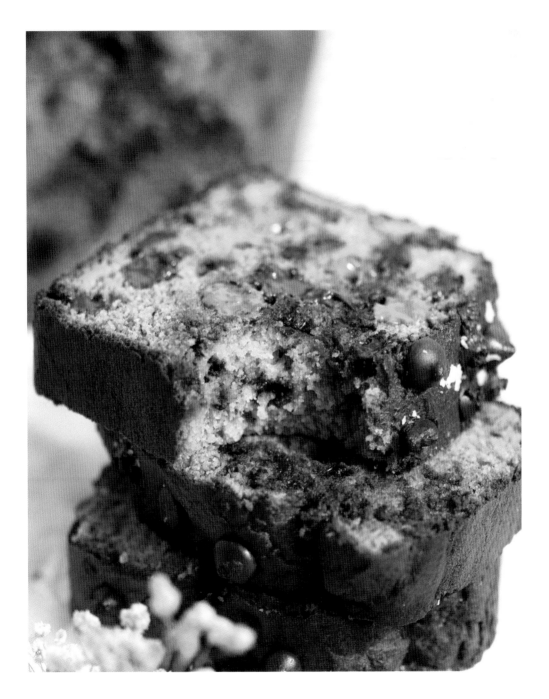

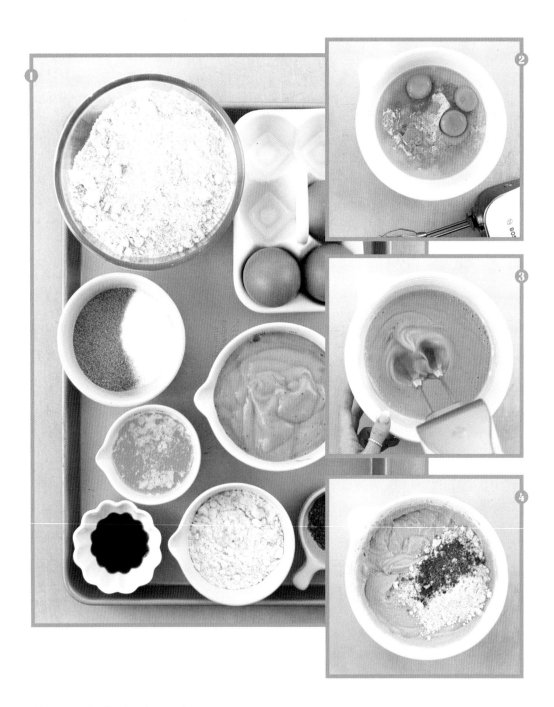

Cocina bonito, cocina sano

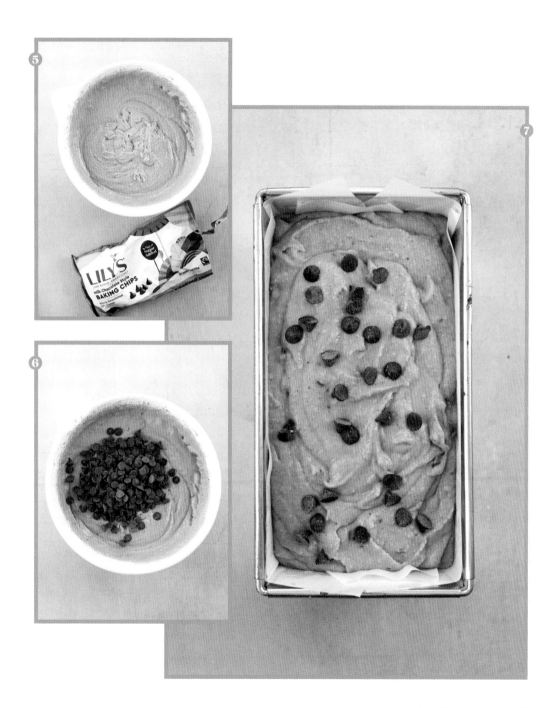

«Banoffee» en vasitos

Se trata de un pastel inglés hecho con plátanos, crema y tofe, y con una base de galletas de mantequilla o bien de galletas machacadas y mantequilla.

Yo te dejo esta versión en vasitos, más cuqui, pero por supuesto la puedes preparar como una tarta.

Para 4 minivasitos

Ingredientes

- 1 paquete de galletas sin azúcares añadidos y sin edulcorantes o las que prefieras
- 100 ml de caramelo (página 20) sin añadirle sal
- 1 plátano
- 100 ml de nata para montar

Elaboración

1. Tritura las galletas y colócalas en la base de tus vasitos. Después añade una capa de caramelo y rodajas de plátano.
2. Termina montando nata con un poquito de endulzante al gusto.

TIPS

- Aquí realmente las cantidades son libres y puedes decidir si poner dos capas de galletas trituradas más finas, más plátano o más nata en medio.
- Es un postre dulzón, por lo que un vasito como el de la imagen me parece ideal para servir.

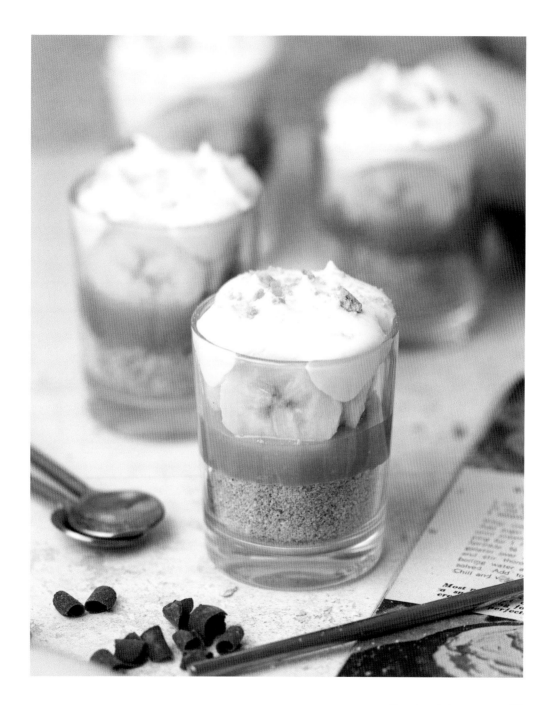

Barritas «cheesecake» de manzana

Reconozco que no soy mucho de manzanas asadas, pero en esta receta queda de muerte y me sorprende cada vez que la preparo. Puedes omitir el crumble, pero le da un toque especial.

Molde cuadrado grande de 20 × 20 cm o molde de *cheesecake* redondo de 15 cm o 18 cm de diámetro

Ingredientes

Base

- 140 g de galletas trituradas sin azúcares (o 100 g de harina de avena + 40 g de harina de almendras + endulzante al gusto)
- 60 g de mantequilla fundida o aceite de coco

Base de queso

- 300 g de queso crema *light*
- 2 huevos pequeños a temperatura ambiente
- 5 ml de pasta o esencia de vainilla
- endulzante al gusto
- Opcional: 10 g de proteína Iso con sabor a vainilla

Capa de manzana

- 2 manzanas (aprox. 250 g)
- 1 cucharadita de limón exprimido
- 2 cucharadas de eritritol dorado o normal
- 1 cucharadita de goma xantana/maicena/arrurruz
- canela al gusto
- Opcional: 1 cucharada de sirope de arce sin azúcar

Crumble

- 30 g de copos de avena suaves
- 30 g de harina de almendras
- canela al gusto
- 15 g de eritritol
- 25 g de mantequilla fundida o 25 ml de aceite de coco

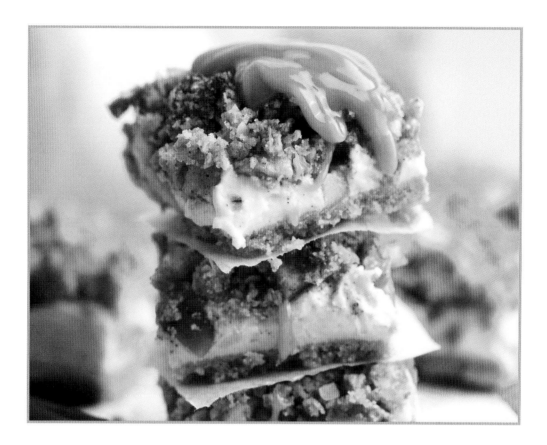

Elaboración

1. Mezcla los ingredientes de la base, extiéndela en el fondo de tu molde (yo lo cubrí con papel vegetal) y hornea 8 minutos a 180 °C. Reserva.

2. Para la base de queso, mezcla hasta que se integren todos los ingredientes y no queden grumos. Coloca sobre la base de galletas.

3. Parte las manzanas en trozos chiquititos y mézclalos en un bol con el resto de los ingredientes de esta capa. Coloca sobre la base de queso, repartiendo bien y con cuidado.

4. Por último, para la cobertura o *crumble* mezcla los ingredientes y extiéndela por encima (recuerda que esta cobertura crujiente es opcional).

5. Precalienta el horno a 175 °C y hornea 30 minutos. Deja enfriar y lleva al frigorífico mínimo 4 horas o una noche entera antes de trocear ☺.

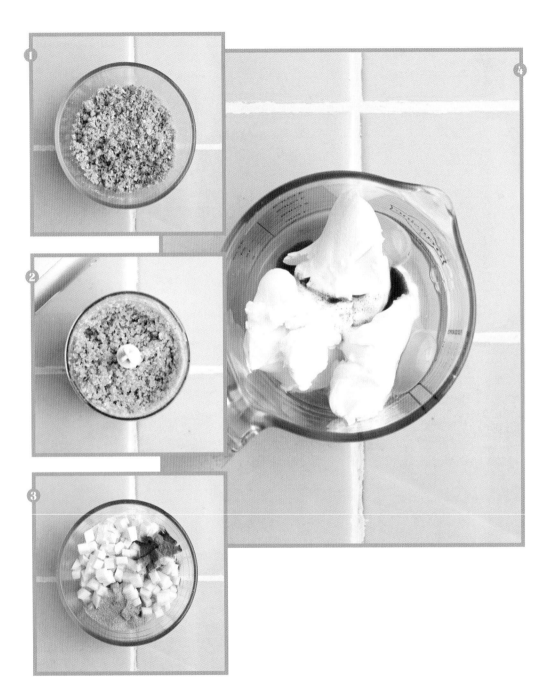

Cocina bonito, cocina sano

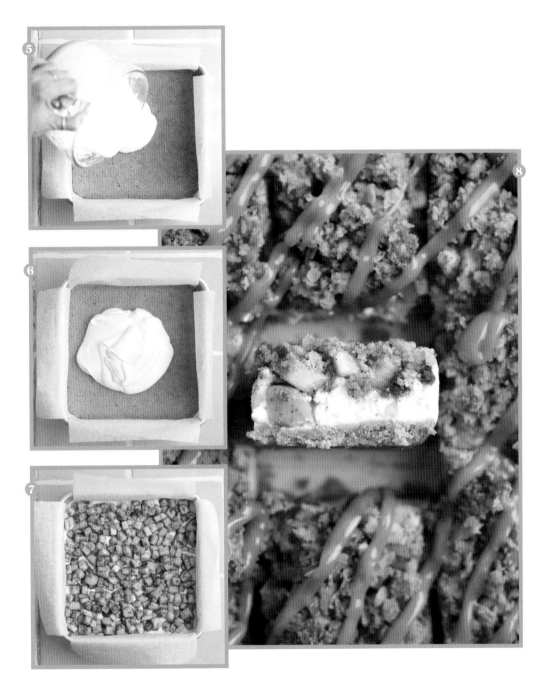

Barritas de cereales y avellana sin horno

Una de mis combinaciones favoritas en barritas, con el toque crujiente del cereal de avena y un sabor a avellana, que recuerda a un Kinder®.

Para 12 barritas
Molde de 20 × 20 cm

Ingredientes

- 200 g de copos de avena gruesos
- 60 g de cereales de avena *crunchy*
- 200 g de crema de avellanas 100 % textura fluida
- 80-90 g de sirope de arce sin azúcar o una pasta de dátil bien cremosa y fluida
- 1 cucharadita pequeña de cacao en polvo
- un chorrito de vainilla
- una pizca de sal
- minichispas de chocolate
- Opcional: 10 g de proteína en polvo si tienes algún sabor tipo vainilla, galleta o similar

Para la cobertura

- 120 g de chocolate negro
- 30 g de aceite de coco

Elaboración

1. Tan fácil como mezclar todos los ingredientes y aplastar la mezcla muy bien en un molde cubierto con papel vegetal para que sea más fácil de desmoldar.
2. Mete la preparación en el congelador y, pasadas 2 horas, sácala y trocéala en forma de barritas.
3. Para decorar las barritas, ten listo el chocolate fundido con el aceite de coco. Como las barritas estarán frías, con el contraste el chocolate fundido se enfriará enseguida al verterlo sobre ellas.
4. Mételas de nuevo en el congelador; si se quedan fuera se pondrán blandas al ser una receta sin horno.
5. También puedes decorarlas con la crema Kinder® (página 22). Adórnalas con mimo usando una cuchara o una manga pastelera y congélalas; la crema solidificará.

TIPS
- Se conservan en el congelador hasta 2 meses, pero no durarán tanto ☺.
- Con sacarlas 5 minutos antes de comerlas es suficiente.

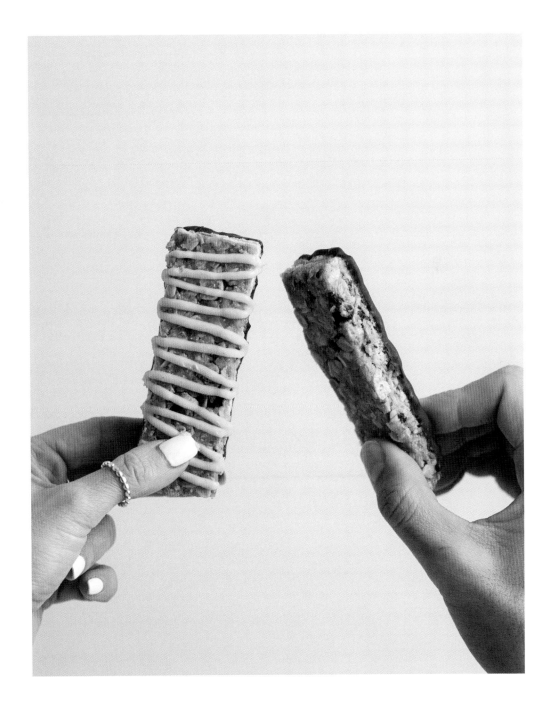

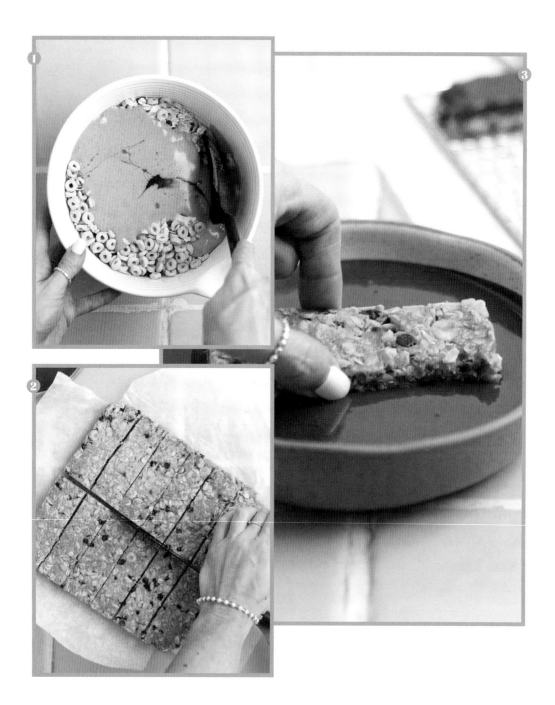

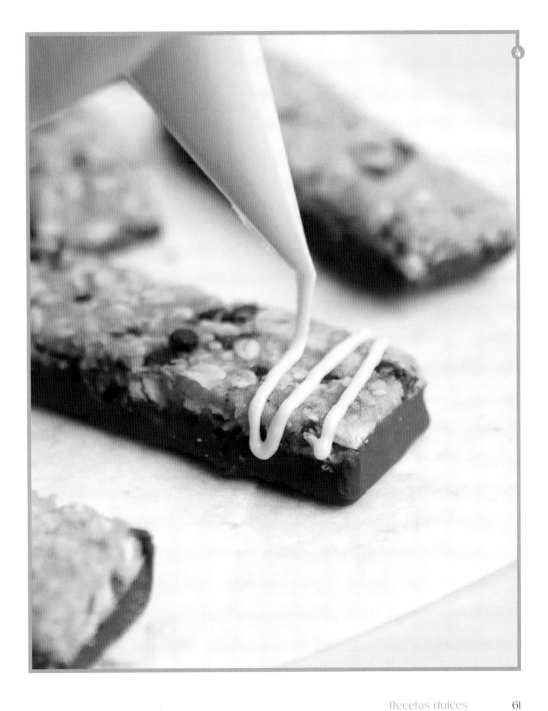

Berlinas de avellana y fresas

Es una combinación deliciosa con ese bizcochito suave, ese relleno de fresas cremoso y esa cobertura de chocolate blanco. Te va a enamorar. Te ayudo visualmente con un paso a paso y consejos para que te queden de 10.

Para 8 berlinas

Ingredientes

- 2 huevos L
- 100 g de yogur griego o similar
- endulzante al gusto
- 30 g de crema de avellanas
- 5 ml de pasta de vainilla/esencia
- 80 g de harina de avena
- 50 g de harina de avellana
- 5 g de levadura
- 150 g de chocolate blanco sin azúcar o el que desees para la cobertura
- salsa de fresas casera (página 36) para el relleno
- Opcional: 10 g de leche en polvo

Elaboración

1. En un bol bate los huevos junto al yogur griego y el endulzante con la batidora hasta que la mezcla adquiera una textura cremosa.
2. Luego, añade la crema de avellanas y la pasta de vainilla y vuelve a batir.
3. Ya solo tienes que incorporar los ingredientes secos y la leche en polvo opcional, y mezclar hasta que no queden grumos.
4. Rellena las cavidades de un molde de dónuts de silicona, pero sin llegar al borde y, con el horno precalentado a 180 °C, hornea durante 12 minutos.
5. Deja que se enfríen por completo.
6. Funde en el microondas el chocolate que vayas a usar. Hazlo en dos tandas de 30 segundos. Tras la primera tanda, remueve bien y procede a la segunda.
7. Sobre papel vegetal, traza un pequeño círculo de chocolate fundido. Coloca las berlinas encima tapando uno de los agujeros y métela 15 minutos en el frigorífico para que se endurezcan y ese lado de la berlina quede tapado.
8. Rellena el agujero destapado de las berlinas con la salsa de fresas y métela en el congelador unos 45 minutos.
9. Finalmente, báñalas en el chocolate fundido vigilando que el agujero y el relleno de salsa de fresas del interior queden bien cubiertos con chocolate blanco.

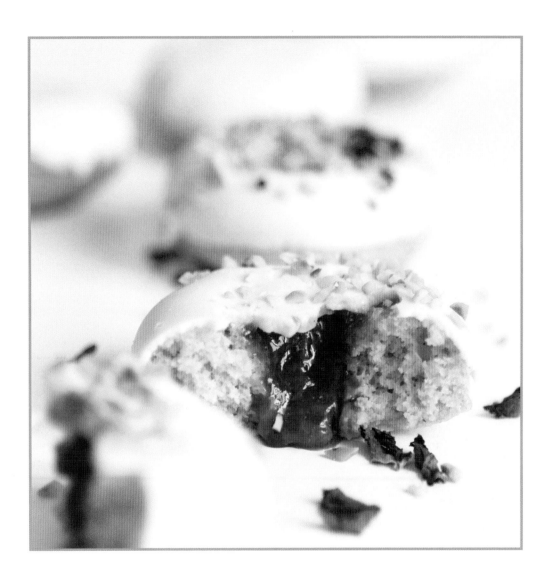

- Puedes sustituir tanto la harina de avellana como la crema de avellanas por harina y crema de almendras.
- El yogur griego puede ser sustituido por yogur natural, vegetal, *skyr* o queso fresco batido.
- Usé endulzante líquido.

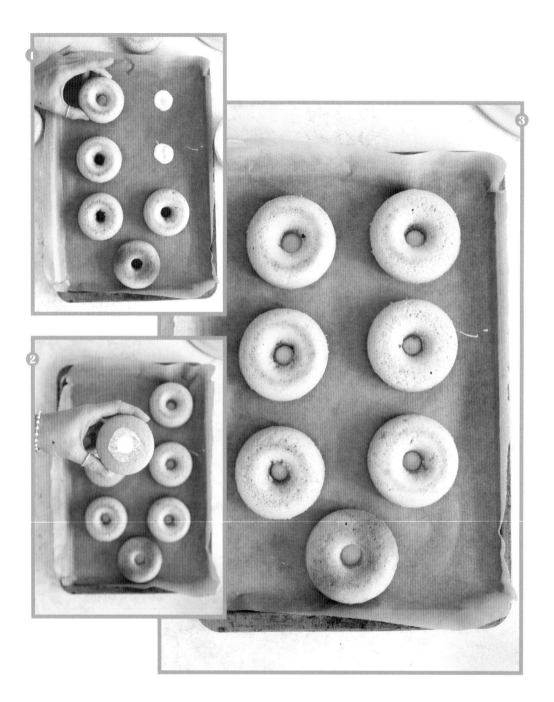

Cocina bonito, cocina sano

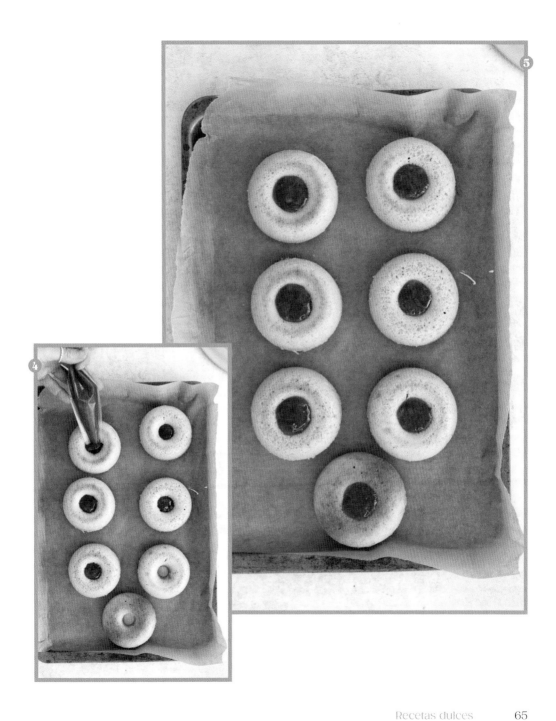

Bizcochitos Pantera Rosa®

Cuando los veo, automáticamente me acuerdo de mi hermano merendándolos. Son super-suaves y esponjosos, y esa cremita interior que se funde en la boca es una delicia.

Para 6 unidades

Molde de 9 cavidades con forma
de pastelitos de la marca Silikomart

Ingredientes

Para el bizcocho

- 2 huevos talla L a temperatura ambiente
- 40 g de eritritol
- 25 g de harina de arroz o de avena
- 25 g de harina de almendras
- 20 ml de bebida de almendras
- 10 ml de aceite de coco fundido
- 5 ml de limón exprimido
- ralladura de ½ limón
- 5 g de polvos de hornear
- una pizca de sal
- Opcional: un chorrito de vainilla líquida

Para el relleno

- 125 ml de nata para montar
- 25 g de queso crema *light*
- endulzante al gusto

Para la cobertura

- 1 tableta de chocolate blanco sin azúcar
- 1 cucharada de aceite de coco
- unas gotitas de colorante natural alimentario de color rosa

Elaboración

1. Comienza separando las yemas de las claras. Monta las claras con una pizca de sal. Cuando estén casi a punto de nieve, añade 20 g de eritritol hasta que queden montadas y brillantes. Reserva.

2. Por otro lado, bate las yemas hasta que blanqueen con los otros 20 g de eritritol. Añade la bebida de almendras, el aceite de coco fundido, el limón y la ralladura. Vuelve a mezclar bien. Si tienes, puedes añadirle un chorrito de vainilla líquida.

3. A esta mezcla de yemas, agrega las harinas y los polvos de hornear y mezcla bien.

4. De forma envolvente y con cuidado, añade un cuarto aproximadamente de las claras y mezcla. Sigue haciendo lo mismo hasta integrarlas por completo, evitando que la masa baje mucho para conseguir unos bizcochitos esponjosos.

5. Precalienta el horno a 180 °C, sin ventilador, pero con calor arriba y abajo.

6. Coloca la masa en el molde, pero rellenando solo hasta la mitad, y hornea durante 14-15 minutos. Comprueba siempre la cocción, pues puede que en tu horno ese tiempo varíe un poco.

7. Desmolda y deja enfriar por completo.

8. Mientras los bollitos se enfrían, prepara el relleno de nata.

9. Monta la nata con el endulzante y el queso crema a temperatura ambiente hasta que quede firme.

10. Con una boquilla para rellenar o una jeringa de cocina, rellena cada bollito.

11. Para terminar nuestros bollitos caseros de la Pantera Rosa®, funde la tableta de chocolate con el aceite de coco para dejarlo más fluido. Agrega unas gotitas de colorante.

12. Cubre los bollitos con el chocolate rosa.

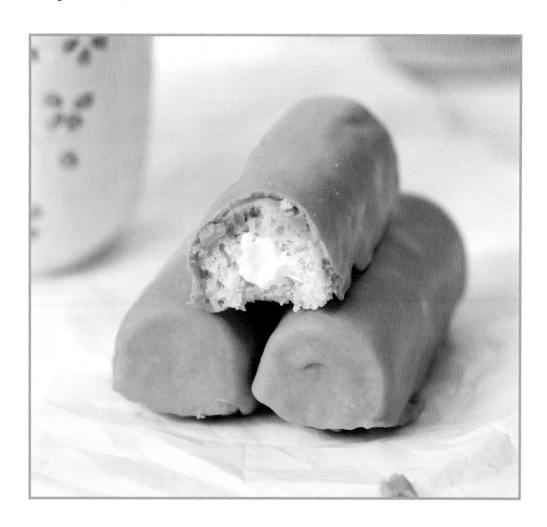

Bizcocho de claras

Hubo una época en que fue mi desayuno casi a diario. Supongo que muchos recordaréis que me lo preparaba para 2 días. Lo partía por la mitad, metía una parte en un túper y me la llevaba al trabajo. Así tenía un desayuno rico y saludable 2 mañanas.

Molde de 24 cm rectangular de silicona

Ingredientes

- 360 ml de claras de huevo
- 100 g de copos de avena
- canela al gusto
- el endulzante líquido o el saborizante que desees
- Opcional: un chorrito de limón exprimido y un poquito de ralladura de limón o chispas mini de chocolate

Elaboración

1. Horno precalentado arriba y abajo y con ventilador a 170 °C, aproximadamente.
2. Tritura los copos de avena (yo uso los copos triturados neutros, sin sabor, los de toda la vida; son los mejores para que el bizcocho quede no bien, sino lo siguiente. Y si le añades canela, ya tienes sabor asegurado, pero, claro, también puedes usar harina de avena directamente).
3. En un bol limpio y seco, bate a punto de nieve con ayuda de una batidora las claras con el endulzante.
4. Una vez montadas, saca 4-5 cucharadas de claras a otro bol para integrarlas más tarde a la mezcla y que den más volumen.
5. Poco a poco, por tandas, ve añadiendo harina de avena ya con la canela, mientras mezclas de forma envolvente.
6. Pasa la batidora de nuevo a las cucharadas de claras montadas que tienes reservadas en el otro bol (puede que hayan bajado un poco) y añádelas a la mezcla para darle ese último toque de volumen.
7. Pon en el molde y hornea 23 minutos, aproximadamente.
8. Cuando termine el horneado, deja el bizcocho 1 minuto dentro del horno antes de abrirlo.
9. Sácalo, desmolda sobre una rejilla, espera un par de minutos a que se enfríe la base y ya lo puedes girar.

TIPS

- No uso levadura. El motivo por el que me queda alto es porque lo hago para 2 días utilizando ese molde. Si solo fuera para un único día, me quedaría la mitad de alto de como se ve en la foto. Así tengo el desayuno de 2 días.
- En cuanto al endulzante, lo añado a ojo y es bastante al gusto, pero siempre uso el líquido.

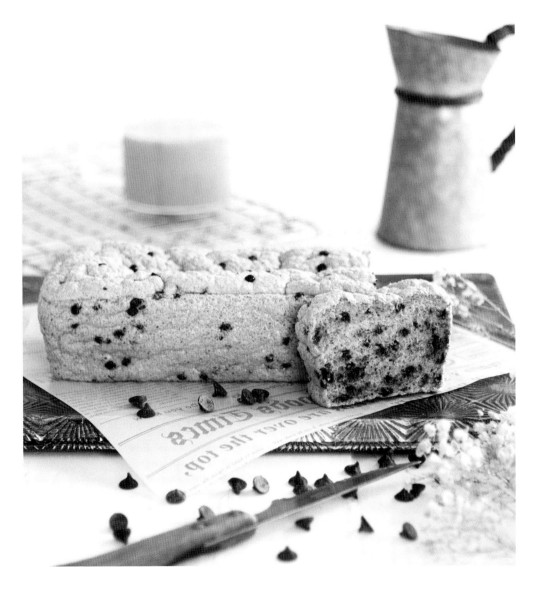

«Carrot cake» individual 🥕

Individual, saludable y lista en menos de 5 minutos, ¡esta receta te encantará! No tiene complicaciones: mezclas todos los ingredientes y al microondas. Suena bien, ¿verdad?

Ingredientes

- 1 huevo
- 30 ml de bebida vegetal o leche
- 30 g de zanahoria rallada fina
- 30 g de harina de avena neutra
- 15 g de harina de almendras
- 20 g de eritritol en polvo o endulzante líquido al gusto
- 1 cucharadita de canela
- 1 cucharadita de levadura/polvo de hornear
- ½ cucharadita de nuez moscada
- Opcional: una gotita de pasta de vainilla o de esencia

Para la cobertura

- 30 g de queso crema *light* o *quark* de queso, *skyr*, queso fresco batido, yogur griego, etc.
- Opcional: 10 g de proteína de vainilla o similar. (También puedes endulzar esta mezcla a tu gusto, ya que la proteína aporta dulzor y sabor)

Elaboración

1. En un minicuenco o en un vaso apto para el microondas, pon el huevo, la bebida vegetal y la vainilla. Mézclalo todo bien.
2. Pela y ralla la zanahoria y añádela.
3. Por último, incorpora los ingredientes secos e integra.
4. Mete la masa en el microondas durante 90 segundos a máxima potencia.
5. Yo abro al minuto para comprobarlo y cierro de nuevo hasta que termine.
6. Ahora reparte la cobertura y extiéndela en tu minitarta de zanahoria... ¡y a disfrutar!

TIPS
- En esta receta puedes usar solo harina de avena o solo harina de almendras si no quieres hacer una mezcla como la que te propongo.
- Si quieres, puedes añadirle unas nueces por encima para que te quede superdeliciosa.

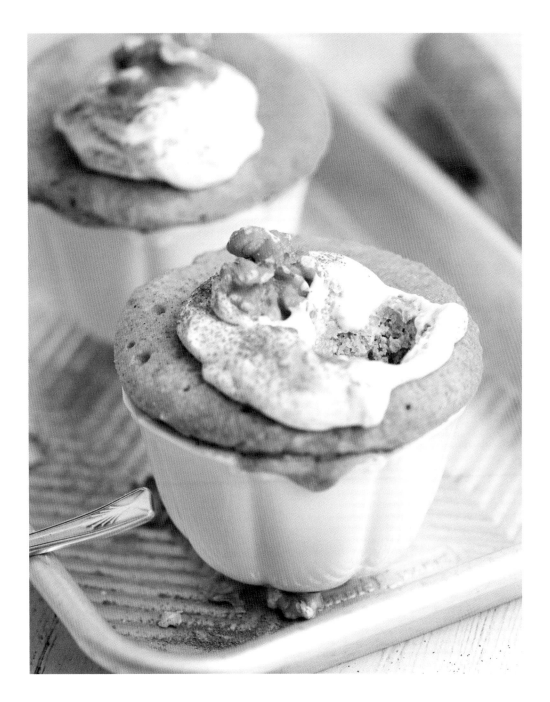

«Cheesecake» de Cookie Dough®

¡Es de mis favoritas! Y «algo» entretenida por la parte de las bolitas, pero merece la pena, créeme. Y como fan de todo lo que sea Cookie Dough, una tarta de queso no podía faltar. Además, ¡te dejo tres bases diferentes para que puedas elegir!*

Bases

Molde de 15 cm de diámetro desmontable

Ingredientes

Opción base sabor Oreo® 1
* 50 g de harina de avena
* 50 g de harina de almendras
* 20 g de proteína (he usado sabor vainilla)
* 15 g de cacao negro alcalino
* 45 g de mantequilla fundida o aceite de coco
* una pizca de sal
* endulzante al gusto (en mi caso, líquido)

Opción base sabor Oreo® 2
* 100 g de galletas sin azúcares ni edulcorantes
* 15 g de cacao negro alcalino
* 45 g de mantequilla fundida
* endulzante al gusto

Opción base 3
* Elige la opción 1 o la opción 2 sin añadirle el cacao y deja una base normal.

Bolitas Cookie Dough®

Ingredientes

* 80 g de harina de avena neutra
* 40 g de crema de cacahuete suave
* 15 g de mantequilla fundida o 15 ml de aceite de coco
* 2 o 3 cucharadas de sirope de arce sin azúcares o endulzante al gusto
* una cucharadita de esencia de vainilla
* una pizca de sal
* Opcional: minichispas de chocolate

Elaboración

1. Mezcla todos los ingredientes hasta que se integren bien.
2. Haz bolitas pequeñitas y guárdalas en el congelador.

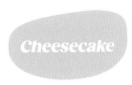

Cheesecake

Ingredientes

- 250 g de queso crema *light*
- 150 ml de nata para montar 35 % M. G.
- 35 g de eritritol
- 1 huevo grande a temperatura ambiente
- Opcional: vainilla al gusto

Elaboración

Para la base

1. Precalienta el horno a 180 °C.
2. Mezcla en un bol todos los ingredientes de la base que hayas elegido hasta que se integren bien.
3. Pruébala y corrígela hasta que veas que tiene el dulzor que a ti te guste.
4. Cubre la base y hornea 8-10 minutos. Reserva.

Para la *cheesecake*

1. Bate e integra bien el queso crema y la nata con unas varillas.
2. Añade seguidamente el eritritol y el huevo ya ligeramente batido.
3. Agrega la mitad de las bolitas de Cookie Dough, mezcla y vierte sobre la base que tenías reservada.

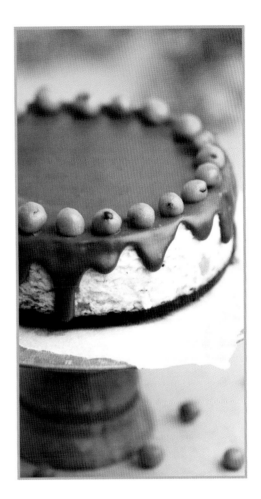

4. Hornea 30-35 minutos.
5. Deja enfriar al menos 4 horas o una noche entera.
6. Decora a tu gusto. Yo puse el resto de las bolitas por encima y crema de avellanas y chocolate (página 26).

«Cheesecake» de limón sin horno

¿Sabes a qué me recuerda? A la tarta que se vende en el supermercado para preparar en pocos pasos. Me parece un postre ideal para una comida de amigos o familiar, nada empalagosa y fresquita. ¡Me encanta!

Molde de 15 cm de diámetro desmontable

Ingredientes

- 130 g de galletas sin azúcar y sin edulcorantes
- 65 g de mantequilla fundida sin sal o aceite de coco
- 3 láminas de gelatina
- 250 g de queso crema *light* a temperatura ambiente
- 150 g de nata para montar
- 10 ml de limón exprimido
- ralladura de medio limón
- endulzante al gusto
- 50 ml de bebida de almendras sin azúcar
- *lemon curd* (página 32)
- Opcional: un chorrito de vainilla líquida

Elaboración

1. Tritura las galletas y mezcla con la mantequilla fundida. Cubre la base de tu molde repartiendo y aplastando bien. Mete en la nevera.

2. Para la siguiente capa, comienza hidratando en agua fría las 3 láminas de gelatina durante 5 minutos.

3. Con una batidora de varillas, mezcla el queso crema con la nata, el endulzante (ya sea eritritol en polvo o líquido), el limón exprimido y la ralladura. Puedes añadir un chorrito de vainilla líquida si tienes.

4. Cuando esté todo bien integrado, reserva.

5. Saca las láminas ya hidratadas del agua y fúndelas en la bebida de almendras caliente.

6. Vierte en la preparación anterior y vuelve a mezclar. Coloca sobre la base de galletas y guarda en el frigorífico toda la noche y hasta el momento de servir.

7. Para terminar, decora tu *cheesecake* con *lemon curd* y listo 😊.

TIPS

- En esta receta usé endulzante líquido, pero puedes cambiarlo por unos 40 g de eritritol en polvo. Te recomiendo que pruebes siempre un poco de la mezcla y ajustes al gusto. Incluso puedes utilizar pasta de dátil bien cremosa o sirope de dátil.
- Si no quieres usar las galletas, prueba la base de mi tarta de boniato (página 174). ¡Yo la utilizo en muchísimas recetas!

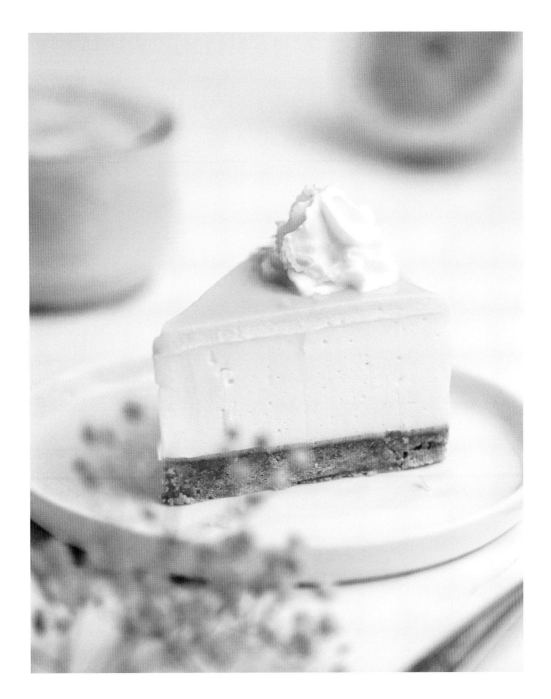

«Cheesecake» de turrón

Un clásico para las Navidades que sí o sí debía estar en mi libro porque es una de mis recetas favoritas y de las vuestras también. Te la dejo para que siempre la tengas a mano.

Molde de 15 cm de diámetro desmontable

Ingredientes

Para la *cheesecake*

- 150 ml de nata para montar
- 50 ml de bebida vegetal de almendras
- 300 g de turrón blando sin azúcar
- 450 g de queso crema *light* a temperatura ambiente
- 4 huevos S a temperatura ambiente
- 20 g de eritritol

Para la base

- 130 g de galletas sin azúcar
- 65 g de mantequilla fundida sin sal

Elaboración

1. Comienza preparando tu molde (el mío es de acero). Fórralo con papel vegetal. Humedece un poco el papel vegetal, arrúgalo y así podrás ajustarlo perfectamente a la forma interior del molde.

2. Tritura las galletas y mézclalas con la mantequilla fundida. Coloca la mezcla en la base del molde, aplastándola bien y de forma uniforme. Reserva en el frigorífico.

3. Mezcla ahora la nata y la bebida vegetal, calienta un poco y añade el turrón bien desmenuzado para que sea más fácil de integrar. Puedes triturar si te resulta más fácil o fundirlo todo en una olla. Debe quedar una masa homogénea, con algún trocito de almendra del turrón blando.

4. Integra la mezcla anterior con el queso crema. Luego, de uno en uno, ve añadiendo los huevos. Remueve lo justo para no meter mucho aire en la masa y viértela sobre la base reservada.

5. Con el horno precalentado a 180 °C, con calor arriba y abajo y sin ventilador, hornea un máximo de 40 minutos. En el minuto 25 cubre con papel aluminio y baja la temperatura a 120 °C. En el caso de que quieras una *cheesecake* más fundente, déjala solo 35 minutos. Los tiempos son aproximados, cada horno suele estar calibrado de forma diferente y, a no ser que uses un termómetro en su interior, puede variar la temperatura y eso afectará al resultado de la receta.

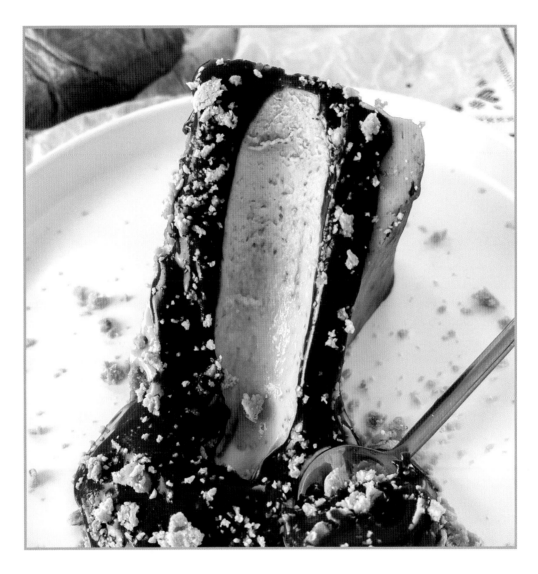

6. Sácala del horno y, cuando esté a temperatura ambiente, tápala y guárdala en el frigorífico un día entero antes de servir 😋.

7. Decora y emplata a tu gusto.

TIPS

• También la puedes preparar con otra base en la que mezclas: 65 g de harina de avena + 60 g de harina de almendras + 55 g de mantequilla sin sal o aceite de coco fundido.

• A mí me encanta servir este pastel con la crema de avellanas y chocolate de la página 26 🥜.

Chips Ahoy Choco Rings®

Esta versión de Chips Ahoy es de mis favoritas porque quedan con ese toque crujiente que enamora en un mordisco. Para una tarde de domingo suena bien, ¿verdad?*

Para 12 galletas

Ingredientes

- 1 yema de un huevo L o XL
- 50 g de eritritol (yo puse mitad normal y mitad dorado, que simula el azúcar moreno)
- 90 g de mantequilla sin sal
- vainilla al gusto
- 125 g de harina de avena neutra
- 40 g de harina de almendras o de arroz
- chispas de chocolate sin azúcar
- Opcional: 5 g de proteína Iso®. Omitir sin más si no tienes

Para la cobertura
- 100 g del chocolate que prefieras (aunque sobrará)

Elaboración

1. En un recipiente coloca el eritritol, la vainilla, la yema y la mantequilla pomada. Mezcla bien hasta que se integren todos los ingredientes. Añade las harinas, la proteína, si decides incluirla, y las chispas de chocolate al gusto (sé generoso).

2. Vuelve a mezclar bien hasta que puedas agarrar la masa con las manos y hacer una pelotita (si ves que no puedes, métela en el frigorífico 15 minutos, ya que quizá la mantequilla estaba demasiado derretida).

3. Coloca la masa entre dos hojas de papel vegetal y estírala con un rodillo. Luego usa dos cortadores para hacer la forma y el agujero de dentro (si no eres tiquismiquis 😌, haz bolas con las manos, aplástalas y dales la forma de la galleta).

4. Con cuidado, distribúyelas por la bandeja (puedes forrarla con papel vegetal si lo prefieres) y, con el horno precalentado a 180 °C, con calor arriba y abajo y ventilador, hornea 10- 12 minutos hasta que se queden doradas.

5. Cuando termine el tiempo de horneado, estarán muy frágiles al sacarlas, por lo que espera unos minutos a que se enfríen y luego traspásalas a una rejilla. Una vez frías (yo las metí en el frigorífico), báñalas en chocolate con mucho mimo 🖤.

TIPS
- Puedes usar toda la harina de un tipo. Es decir, puede ser todo harina de avena o todo de almendras, por ejemplo.

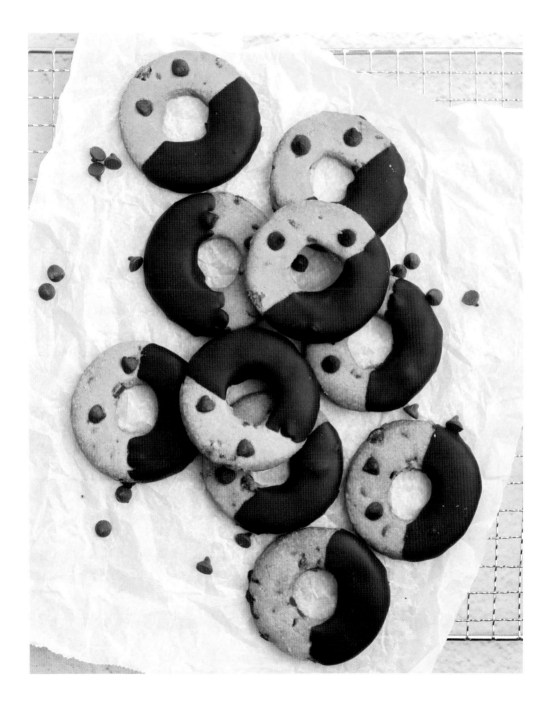

«Cookie» en 1 minuto al microondas 🍪

Sin azúcares añadidos y para 1 persona 😋. Similar a las clásicas galletas americanas, es muy rápida de preparar y no necesitas hacer mucha cantidad. Además, no lleva huevo, y puedes comerla blandita o, si la dejas enfriar un rato, más crujiente.

Ingredientes

- 15 g de mantequilla sin sal o *ghee*
- 15 g de eritritol en polvo o eritritol dorado en polvo
- 20 g de harina de avena
- una pizca de sal
- chispas de chocolate sin azúcar al gusto (sé generoso 😋)
- Opcional: vainilla (pero queda ideal)

Elaboración

1. Mezcla muy bien la mantequilla en pomada (algo fundida) con el eritritol.
2. Seguidamente, añade la vainilla y vuelve a mezclar.
3. Por último, incorpora la harina, la pizca de sal y las chispas de chocolate.
4. Integra bien hasta que quede homogéneo y puedas coger perfectamente la masa con las manos. Si no puedes, pon la masa en el frigorífico hasta que se enfríe un poco la mantequilla.
5. Haz una pelotita, aplástala, colócala sobre papel vegetal en un plato y ponla al microondas 1 minuto, a la máxima potencia.
6. ¡Lista! Deja que se enfríe durante 5 minutos o más tiempo si la quieres más dura.

TIPS
- Si quisieras hacerla al horno, el tiempo es de 6-10 minutos a 180 °C.

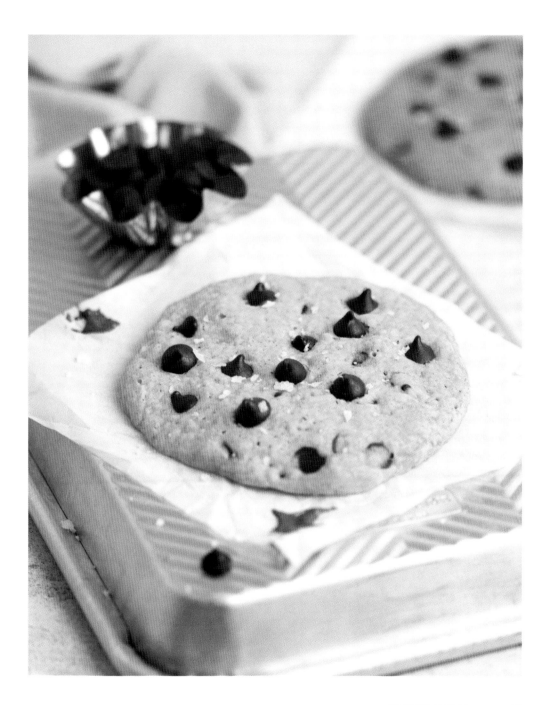

Coquitos de coco dos versiones

Esta es una de las primeras recetas que me animé a hacer porque por entonces vivía con mis padres, y a mi madre todo lo que lleva coco ¡le encanta! Te dejo dos versiones, aunque la de limón es mi favorita ☺.

Para 10 unidades según tamaño

Ingredientes

- 80 g de coco rallado
- 30 g de harina de almendras
- 50 g de sirope de arce sin azúcares añadidos o miel/agave
- una pizca de sal
- 1 clara de huevo
- 80 g de chocolate negro 80 % cacao o superior para decorar
- Opcional: 2-3 gotitas de extracto de almendras

Elaboración

1. En un bol mezcla el coco rallado, la harina de almendras, una pizca de sal y el sirope.
2. Integra bien y añade la clara de huevo batida a punto de nieve. Vuelve a remover para que se reparta bien por toda la mezcla.
3. Ahora, con la ayuda de una cuchara de bola de helado pequeña para ser más preciso en el tamaño (si no tienes, usa una cuchara normal), ve haciendo bolitas y colocándolas encima de una bandeja de horno con papel vegetal.
4. Con el horno precalentado a 170 °C, hornea las bolitas 12-15 minutos hasta que veas que comienzan a dorarse.
5. Una vez frías, báñalas en chocolate y métalas en el frigorífico para que se solidifique.
6. Consérvalas en un túper hermético en la nevera y... ¡listo!

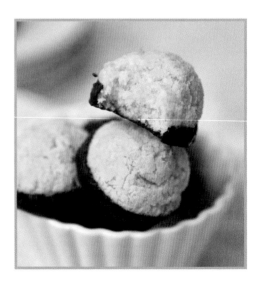

Coquitos de choco blanco-limón

Para 10-12 unidades según tamaño

Ingredientes

- 45 g de crema de coco (la parte sólida de una lata de leche de coco fría)
- 30 ml de sirope de arce sin azúcar
- 1 clara de huevo (unos 35 g)
- 20 ml de limón exprimido
- 100 g de coco rallado
- 25 g de proteína en polvo, sabor a vainilla
- ralladura de un limón
- Opcional: chocolate blanco sin azúcar para decorar

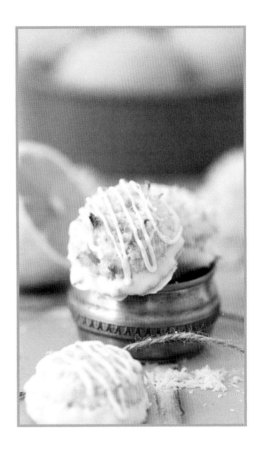

Elaboración

1. En un recipiente, mezcla la crema de coco, el sirope, la clara y el limón hasta que quede todo bien integrado.
2. Añade el coco rallado, la proteína y la ralladura. Mezcla bien con la ayuda de un tenedor.
3. Precalienta el horno o *airfryer* a 170 °C. Prepara una bandeja o recipiente apto para *airfryer*. (Yo hice los coquitos en el horno, colocándolos en una bandeja forrada con papel vegetal).
4. Con una cuchara (yo usé mi cuchara de bola de helado pequeña), haz montoncitos y hornea 15 minutos hasta que veas que se doran (en *airfryer* serán unos 8 minutos, pero lo ideal es que lo abras y vayas controlando la cocción).
5. Una vez fríos, puedes decorarlos con chocolate fundido, que obviamente quedan más ricos aún 😋.

«Coulant»

De pistacho y chocolate blanco

Para 2 raciones

Ingredientes

- 40 g de mantequilla sin sal o aceite de coco
- 80 g de chocolate blanco sin azúcar
- 1 huevo a temperatura ambiente
- 20 g de eritritol
- 45 g de harina de avena
- un chorrito de vainilla líquida o de pasta de vainilla
- Relleno: debes tener preparados en el congelador un par de «cubitos» o montoncitos de crema de pistacho 100 %

Elaboración

1. Funde el chocolate blanco junto con la mantequilla en dos tandas de 30 segundos al microondas.
2. Bate ligeramente el huevo y añádelo a la mezcla anterior junto a la vainilla.
3. Agrega la harina y el eritritol y vuelve a remover.
4. Precalienta el horno a 170 °C y prepara los moldes de silicona para *coulants*.
5. Engrásalos un poquito si ves que es necesario y rellénalos hasta casi la mitad. Coloca un cubito de pistacho y cúbrelo con el resto de la mezcla.
6. Hornea 15 minutos y deja enfriar al menos 30 minutos antes de voltear y desmoldar.

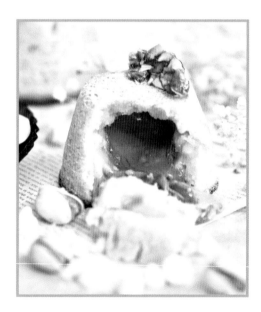

TIPS
- El tiempo de horno varía según qué moldes uses y el grosor de tu *coulant*. Yo siempre hago uno primero para ver cómo queda y luego horneo el otro. He tenido que repetir muchas veces hasta ajustar bien el tiempo de mi horno.

De Kinder® chocolate

Para 3 raciones

Ingredientes

- 2 huevos L o XL a temperatura ambiente
- 30 g de eritritol en polvo o granulado
- 30 g de sirope de arce sin azúcares aña-didos (puedes omitir el eritritol y usar 60 g de sirope en total)
- 60 g de harina de avena neutra
- 8 g de cacao en polvo
- 100 g de crema de avellanas con textura muy fluida (ver pág. 22, crema casera sabor Kinder®, o pág. 26, crema de avellanas y chocolate)
- 60 ml de bebida vegetal de avellana, al-mendras o la que tú prefieras
- Opcional: para el relleno, puedes utilizar unas onzas de tu chocolate preferido

Elaboración

1. Bate los huevos con la crema de ave-llanas, la bebida vegetal, el eritritol y el sirope hasta que quede una masa suave.
2. Tamiza la harina y el cacao en polvo sobre los ingredientes húmedos y mézclalos bien.

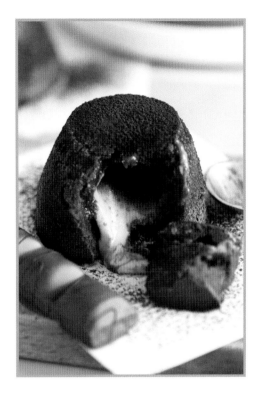

3. Vierte en los 3 moldes y mete el relleno (las onzas de chocolate o los cubitos congelados de las cremas caseras) has-ta que quede todo cubierto.
4. Mantenlos en el congelador 2 horas.
5. Precalienta el horno a 180 °C y hornea durante 16-18 minutos.
6. Deja enfriar 5 minutos y ya puedes servir esta gozada 😋.

TIPS
- En esta receta, usé crema casera sabor Kin-der® (pág. 22) y crema de avellanas y cho-colate (pág. 26) (debes acordarte de con-gelar el día de antes unos cubitos de cada crema).

Crujiente de cereza

¡Este clásico es irresistiblemente delicioso y fácil de hacer! Un dulce relleno de cereza que se cubre con un crumble tostado. Puedes adaptarlo a tu gusto y hacerlo con harina de almendras y diferentes frutas, como manzanas, melocotón, fresas... ¡Vamos allá!

Fuente refractaria de 20 cm

Ingredientes

Base de cerezas

- 300 g de cerezas deshuesadas y partidas por la mitad
- 5 g de maicena o arruruz
- 20 g de eritritol dorado o normal
- un chorrito de limón

Capa crujiente

- 70 g de copos de avena gruesos
- 30 g de harina de avena neutra
- 40 g de mantequilla sin sal fría cortada en dados
- 30 g de eritritol dorado o normal
- ½ cucharadita de canela
- una pizca de sal

Elaboración

1. Lava y deshuesa las cerezas ayudándote de una pajita (de acero inoxidable, de cristal o de plástico duro) y pártelas por la mitad.

2. Colócalas en la fuente y mézclalas muy bien con la maicena, el limón exprimido y el eritritol. Reserva.

3. En otro bol, añade todos los ingredientes de la capa crujiente y, con las manos, ve pellizcando e integrándolos todos.

4. Coloca la capa crujiente sobre las cerezas.

5. Con el horno precalentado a 165 °C con ventilador, hornea 40 minutos hasta que se dore y veas burbujear por algún hueco la fruta de abajo.

6. Deja enfriar al menos unos 20 minutos antes de servir con algún helado casero para conseguir un contraste brutal. También puedes usar la salsa de caramelo salado... (pág. 20). ¡Me encanta!

TIPS
- Lo mejor de esta receta es que puedes adaptarla y presentarla haciéndola en ramequines individuales. ¡Es una monada!
- Aquí el endulzante puede ser también dátil en polvo.
- Yo prefiero hacerla y servirla el mismo día. Mucho mejor así que hacerla el día antes.

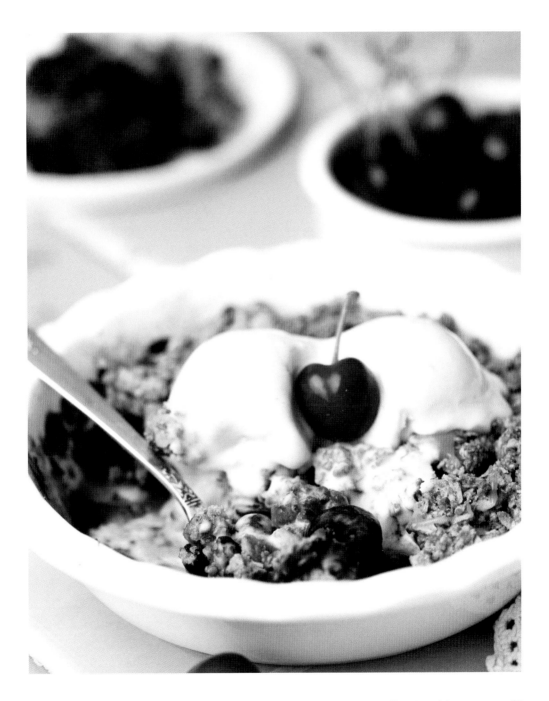

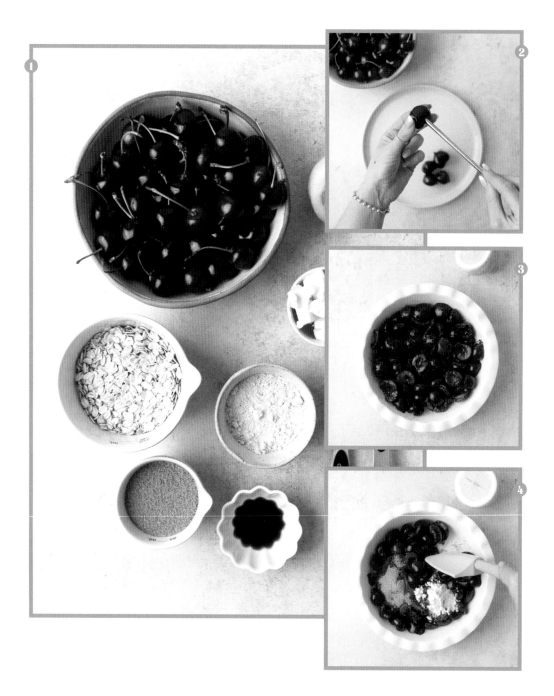

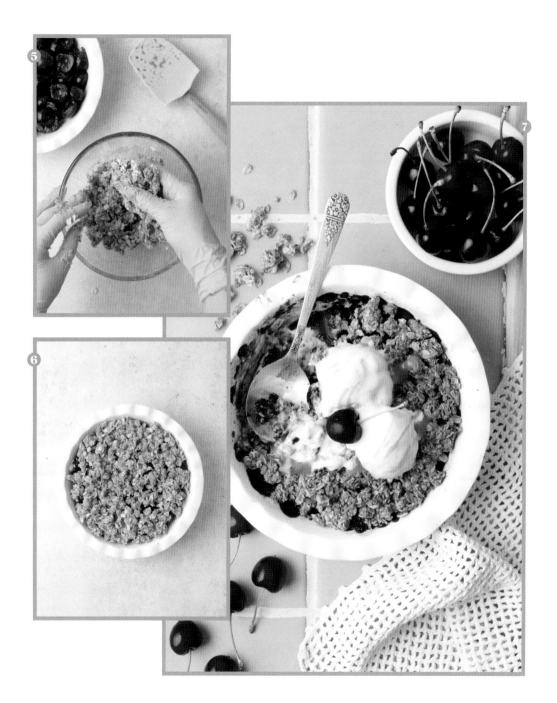

Cuadraditos sin horno de chocolate y cacahuete

Lo que más me gusta de esta receta es que aguanta perfectamente 1 mes en el frigorífico o en el congelador. Además, se pueden hacer bolitas, galletas o, como hago yo, cuadraditos. Esta es otra de mis recetas que más hacéis.

Para 12 porciones

Ingredientes

Para la base

- 100 g de harina de avena (puedes pasarla por una sartén si quieres)
- 120 g de crema de cacahuete muy fluida o de cualquier otro fruto seco
- 45 g de sirope de arce sin azúcar o 45 g de crema de dátiles
- 1 cucharadita de vainilla líquida
- una pizca de sal
- Opcional: puedes añadir 15 g de proteína en polvo sabor vainilla o similar (yo sí se la añado)
- Opcional: chispas o trocitos de chocolate sin azúcar

Para la cobertura

- 100 g de chocolate mínimo 70 % cacao o el de tu preferencia
- 30 g de crema de cacahuete fluida
- sal para decorar

Elaboración

1. ¡Muy fácil! Tan solo hay que poner en un bol todos los ingredientes de la base y mezclarlos muy muy bien.
2. Cubre con esta masa la base del molde que desees (yo elegí un molde rectangular y lo forré con papel vegetal). Según el molde que elijas quedará más o menos gruesa la base. Mete en el frigorífico.
3. Derrite el chocolate con cuidado en el microondas. Añade entonces la crema de cacahuete, vuelve a mezclar y cubre la base que ya preparaste.
4. Deja enfriar en la nevera o el congelador al menos 1 hora antes de partir la masa en cuadraditos. Yo, además, pongo un poco de sal por encima para decorar y darle un contraste de sabores más rico 😋.

TIPS
- Puedes hacer bolitas con la masa (en lugar de cuadraditos) y luego bañarlas con la cobertura. Esto es al gusto de cada uno 🍪.

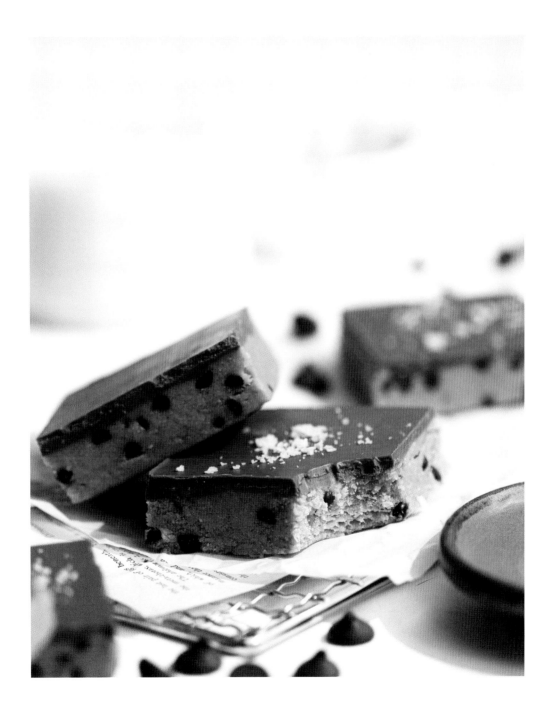

Donettes®

Mejor no voy a pensar cuántos me comí de pequeña para merendar. ¡Menudo vicio!
Ya sabes, puedes usar la cobertura que prefieras y, si quieres añadir algún toque crunchy,
ponle almendras o avellanas picadas 🌰 🥜. ¡Esta base te permite mil combinaciones posibles!

Para 16 unidades
Molde de silicona para minidónuts

Ingredientes

- 100 g de harina de avena neutra
- 30 g de harina de almendras
- 40 g de eritritol en polvo o granulado, o endulzante al gusto
- 5 g de levadura en polvo
- 15 g de mantequilla sin sal fundida o aceite de coco
- 60 ml de bebida vegetal o leche
- 20 ml de naranja exprimida
- 1 huevo L a temperatura ambiente
- 10 ml de esencia de vainilla
- 125 g de chocolate negro 85 % cacao o del que tú prefieras (para la cobertura)

Elaboración

1. Precalienta el horno a 180 °C.
2. En un recipiente, mezcla las harinas, el eritritol y la levadura.
3. En otro, integra bien los ingredientes húmedos.
4. Junta y mezcla ambas preparaciones y ponla en una bolsa de ziploc o en una manga pastelera para que te sea más fácil rellenar los moldes de los Donettes® sin pringarlo todo 😋.
5. Hornéalos 12 minutos y luego deja que se enfríen 5 minutos antes de desmoldar.
6. Funde el chocolate de tu preferencia y cubre cada Donette® con mucho amor. Métotelos en el frigorífico un rato para que se solidifique el chocolate y luego... ¡a disfrutar!

TIPS
- Se conservan muy bien en el frigorífico hasta 3 días si los guardas en un túper.

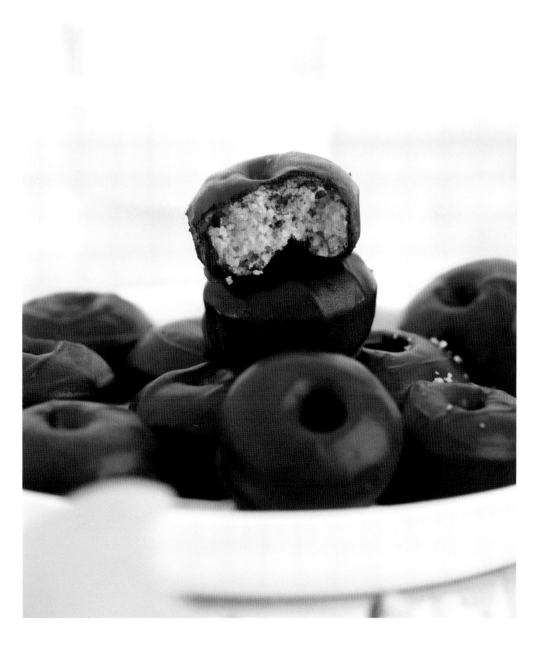

Dónuts «banana bread»

Te dejo esta opción de dónuts con plátano. No te puedes imaginar lo suaves y húmedos que quedan. Puedes hacerlos en el horno (¡es mi versión preferida!), en el microondas o en la airfryer. Y recuerda que puedes usar otros moldes que no tengan la forma de dónut.

Para 6 unidades

Ingredientes

- 2 plátanos maduros
- 2 huevos talla L/XL
- 20 ml de aceite de coco fundido o de oliva suave
- 100 g de harina de avena neutra
- 30 g de harina de almendras
- 5 g de polvos de hornear
- Opcional: canela, vainilla, endulzante al gusto y chispas de chocolate. He puesto los 4. En el caso del endulzante, he puesto un chorrito líquido, pero si haces una cobertura de chocolate, posiblemente ni lo necesites. Vaya, al gusto 😋

Para la cobertura opcional
- 100 g de chocolate 85 % o el de tu preferencia
- 20 g crema de avellanas casera (página 26) o comprada
- 10 g de aceite de coco fundido

Elaboración

1. Tritura o aplasta muy bien con un tenedor los plátanos. Yo trituro en la Nutribullet® los huevos, el aceite, el endulzante y la vainilla. Así me aseguro de que quede una masa fluida y homogénea.

2. Una vez que tengas la mezcla de los ingredientes húmedos, añade los secos en un bol, mézclalos bien y agrégalos al resto.

3. En este momento, añade chispas de chocolate sin azúcar y, como consejo, prueba un pelín la mezcla para asegurarte de que está a tu gusto.

4. Con el horno precalentado a 180 °C, con calor arriba y abajo, rellena el molde (ideal de silicona) y hornea 12 minutos. Comprueba al minuto 10, ya que los moldes y el horno afectan los tiempos.

5. Deja enfriar 2-3 minutos y desmolda.

6. Para la cobertura, funde el chocolate junto al aceite de coco en el microondas en tandas de 30 segundos para evitar que se queme. Una vez esté fundido añade la crema de avellanas y mezcla bien. Baña cada dónut en el chocolate y mete en el frigorífico para que solidifique.

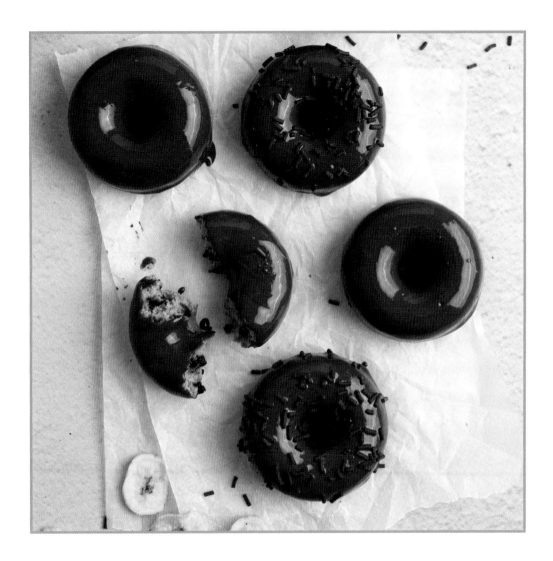

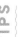

7. En el *airfryer* serían unos 6 minutos a 180 °C.

8. Al microondas aproximadamente unos 2-3 minutos a máxima potencia. Lo mejor es que lo hagas en tandas, abriendo el microondas cada minuto y comprobando.

TIPS

- Asegúrate de que los ingredientes estén a temperatura ambiente.
- Puedes sustituir la cantidad de harina de almendras por la misma cantidad de harina de avena. O directamente puedes usar solo harina de almendras.

Dónuts de canela y manzana

Estos sabores pegan mucho en otoño, pero sinceramente yo me comería estos dónuts los 365 días del año. Es una receta fácil y puedes usar un molde de dónuts o de muffins o cualquier recipiente que tengas en casa.

Para 6 unidades
Molde de silicona para dónuts

Ingredientes

- 80 g de harina de almendras
- 30 g de harina de avena
- 35 g de eritritol
- 5 g de levadura
- 1 cucharadita de vainilla en polvo o pasta de vainilla
- canela al gusto
- 2 huevos talla L a temperatura ambiente
- 30 g de manzana asada (o calabaza)
- 20 ml de aceite de coco fundido, *ghee* o mantequilla sin sal
- 60 ml de bebida de almendras o de leche

Elaboración

1. En un bol mezcla con la batidora de varillas o con varilla manual las harinas, el eritritol, la levadura, la vainilla y la canela, junto con la manzana o la calabaza y los huevos.
2. Por otro lado, mezcla los ingredientes líquidos.
3. Integra ambas mezclas hasta que quede una masa homogénea.
4. Precalienta el horno a 180 °C y rellena el molde, llegando casi al borde.
5. Hornea 15-18 minutos (depende de cada horno).
6. Deja enfriar por completo y desmolda.

Opción topping

Usa eritritol normal o dorado y canela. Pon en un plato o cuenco 50 g de eritritol granulado y 5 g de canela, y mézclalos. Pinta los dónuts con aceite de coco fundido y pásalos por el *topping*. Como te sobrará, guárdalo para otra ocasión.

TIPS
- Si lo prefieres, puedes usar solo harina de almendras; en ese caso, calcula 120 g.

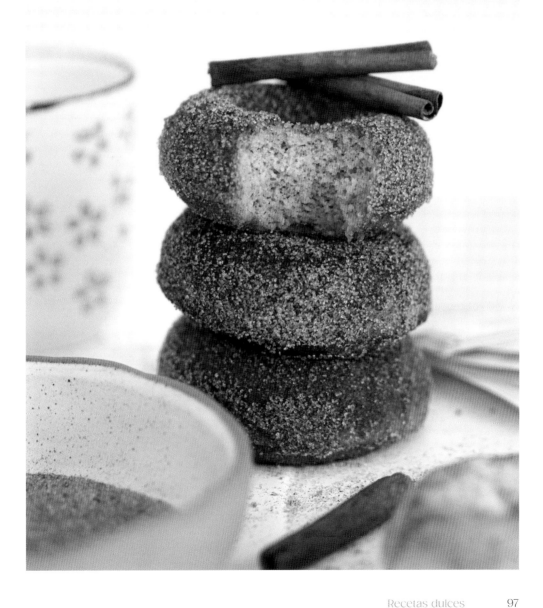

Dónuts y bizcocho de pistacho

Si hay una combinación que me encanta, es la de pistachos y chocolate blanco. Estos dónuts quedan suaves, jugosos y especiales. Y no te preocupes: si no tienes el molde de dónuts, pero sí el de bizcocho, puedes también prepararte uno en 5 minutos al microondas.

Para 8 dónuts

Ingredientes

- 3 huevos L a temperatura ambiente
- 60 g de eritritol o endulzante al gusto
- 30 ml de aceite de oliva virgen extra (del suave, tipo arbequina)
- 125 g de yogur griego 0 %
- 20-40 g de crema de pistacho 100 %
- 40 g de pistachos
- 100 g de harina de arroz o de avena
- 6 g de polvos de hornear
- 50-100 g de chocolate blanco sin azúcar
- una cucharadita de aceite de coco

Elaboración

1. Comienza batiendo los huevos hasta que blanqueen y añade el eritritol.
2. Cuando esté todo bien mezclado, incorpora el aceite de oliva, el yogur griego y la crema de pistacho. Vuelve a batir bien.
3. Tritura los pistachos y agrégalos a la mezcla. También la harina de arroz y los polvos de hornear.
4. Cuando tengas la masa lista, viértela en el molde y, con el horno precalentado a 170 °C con ventilador y calor arriba y abajo, hornea 14-15 minutos. Recuerda que los tiempos dependen mucho del tipo de horno. En *airfryer* serán unos 8-10 minutos.

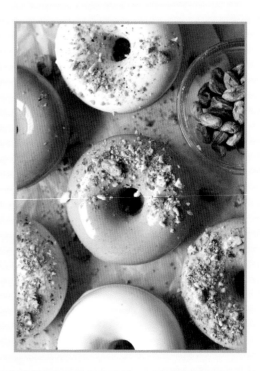

5. Funde 100 g de chocolate blanco con una cucharadita de aceite de coco (para que quede más fluido). Cuando los dónuts se hayan enfriado, cúbrelos con esta mezcla. Para hacerlos aún más sabrosos, bañé algunos dónuts en ese mismo chocolate, pero puse también crema de pistacho 😋.

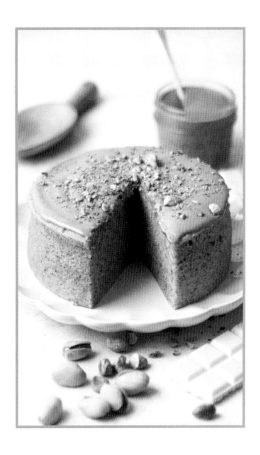

Bizcocho de pistacho

Elaboración

1. Sigue los mismos pasos 1-3 y vierte la masa en un molde redondo desmontable de 15 cm de diámetro.
2. Mete en el microondas 5 minutos a máxima potencia.
3. Desmolda y deja que se enfríe también por la base.
4. Para la cobertura, funde 50 g de chocolate blanco sin azúcar (no necesitamos añadir aceite de coco) al microondas en un par de tandas de 30 segundos, mezclando a mitad de la primera tanda. Luego mezcla con 30-40 g de crema de pistacho natural.

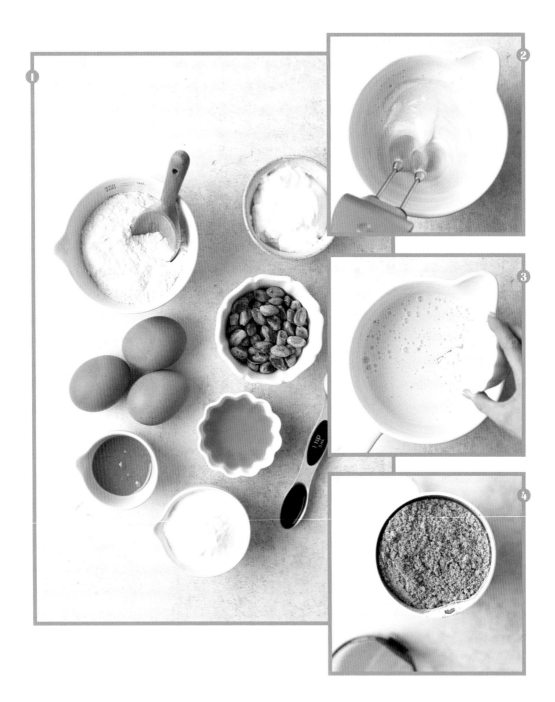

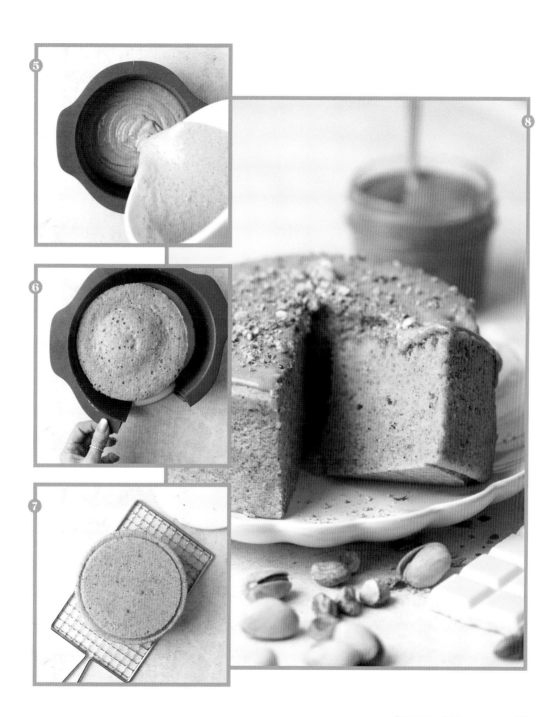

Filipinos® caseros

Seguro que has probado la versión comercial, pero estas minirrosquillas de galleta y cober-
tura de chocolate caseras también te van a parecer una delicia. Son superfáciles de prepa-
rar en casa y déjame que te diga que no tienen nada que envidiar a los Filipinos® originales.

Para 30 unidades

Ingredientes

- 60 g de eritritol (yo puse mitad normal y mitad dorado)
- vainilla al gusto
- 1 yema de un huevo L o XL
- 90 g de mantequilla sin sal
- 125 g de harina de avena
- 30 g de harina de almendras o de arroz
- 10 g de leche en polvo desnatada
- 5 g de cacao en polvo (en el caso de que quieras hacer la mitad de las rosquillas con sabor de chocolate)
- 100 g del chocolate fundido de tu preferencia para la cobertura
- Opcional: 5 g de proteína Iso®

Elaboración

1. En un recipiente coloca el eritritol, la vainilla, la yema y la mantequilla pomada, BIEN blandita. Mézclalo hasta integrar todos los ingredientes. Añade las harinas, la leche en polvo y la proteína, si decides incluirla.
2. Vuelve a mezclar bien hasta que puedas agarrar la masa con las manos y hacer una pelotita (si ves que no puedes, mete al frigorífico 15 minutos, ya que quizá tu mantequilla esté demasiado líquida).
3. En el caso de que quieras hacer la mitad de las rosquillas de sabor a chocolate, divide la masa en dos y añade el cacao en polvo en una mitad.
4. Coloca una mitad de la masa entre dos hojas de papel vegetal, estírala con un rodillo y haz la forma con dos cortadores (si no eres tiquismiquis 😎, haz bolas con las manos, aplástalas y dales la forma). Yo usé un cortador y una boquilla de manga pastelera para crear el círculo pequeño del centro.
5. Haz lo mismo con la otra mitad de la masa.

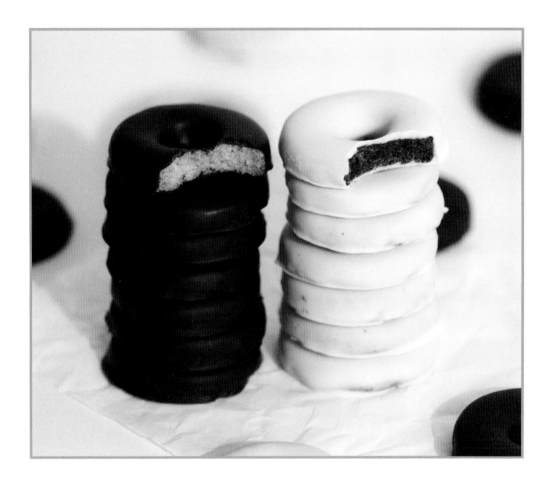

6. Con cuidado, coloca las rosquillas en la bandeja y con el horno precalentado a 180 °C, calor arriba y abajo con ventilador, hornea 10-12 minutos, hasta que se doren.

7. No tengas prisa cuando termine el horneado. Las rosquillas estarán muy frágiles para sacarlas de la bandeja. Espera unos minutos a que se enfríen y luego ponlas en una rejilla. Una vez frías, báñalas en chocolate con mucho mimo.

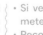

TIPS

- Si ves que la masa está blanda, recuerda meterla en el frigorífico.
- Recomiendo probar un poco la masa por si quieres endulzar más. Pero recuerda que cuando cubras las rosquillas con el chocolate estarán más dulces.
- Se conservan en el frigorífico o incluso puedes congelarlas si no las devoráis antes.
- La harina de almendras se puede sustituir por la misma cantidad de harina de avena.
- La leche en polvo desnatada se podría omitir.

Flan de claras con base de avena

De mis básicos y de mis favoritos a la hora de variar mi desayuno de tortitas o bizcocho. ¡Es muy saciante! Además, admite mil variaciones y ajustes y, por supuesto, diferentes toppings.

Ingredientes

- 2 o 3 láminas de gelatina
- 140 g de copos de avena suaves o gruesos
- canela al gusto
- 150-170 ml de claras de huevo
- 100-150 ml de bebida de almendras sin azúcares o agua
- endulzante al gusto
- *Topping* opcional: 100 g de frambuesas congeladas

Elaboración

1. Primero pon a hidratar en agua fría las láminas de gelatina.
2. Mezcla con muy poquita agua los copos de avena y la canela (deben empaparse bien) y cubre el fondo de un recipiente.
3. Mete al microondas 1 minuto a máxima potencia hasta que se quede compacta. Los tiempos pueden variar dependiendo del recipiente y del grosor de la base.
4. En un recipiente apto para microondas, haz las claras durante unos 2 minutos a máxima potencia (yo las hago en 2 tandas de 1 minuto). Rómpelas con un tenedor cuando estén listas.
5. Calienta un poco la bebida vegetal o el agua y funde las láminas de gelatina hidratadas. Mezcla y vierte sobre las claras.
6. Bate superbién y endulza a tu gusto (recuerda que es un paso importante si no quieres que sepa a claras): puedes ponerle vainilla, endulzante o incluso algún saborizante en polvo, como sabor a natilla o a chocolate blanco; tú decides.
7. Coloca sobre la avena y guarda en la nevera hasta que se solidifique.
8. Pon tus *toppings* preferidos.

TIPS

- Puedes integrar y batir una fruta junto con las claras, ajustando el ingrediente líquido que le pongas, o añadir un café, chocolate y mil cosas más. Según cómo te guste la textura, puedes poner más agua o solo 2 láminas de gelatina. Juega con las combinaciones hasta que des con tu preferida. Es una receta que se puede adaptar a diferentes cantidades, tanto la base como la capa de encima.
- En esta receta, aplasté frambuesas congeladas con un poco de endulzante. Pero si me sigues, sabrás que a veces le pongo nueces o crema de frutos secos y sirope de arce sin azúcares añadidos.

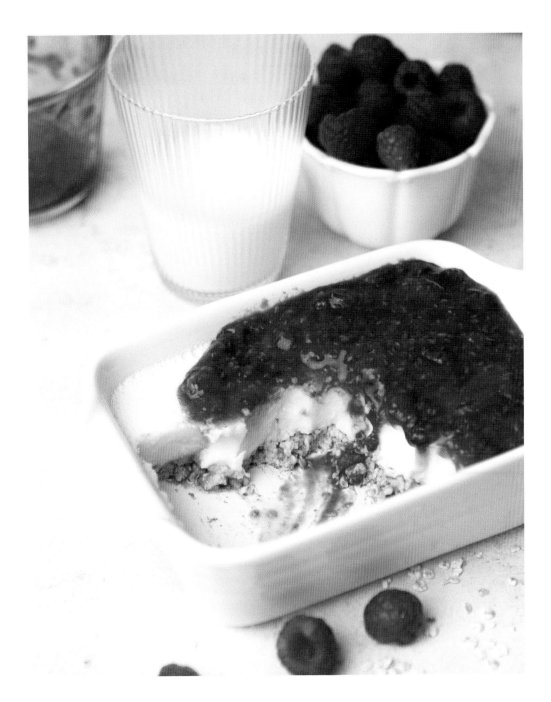

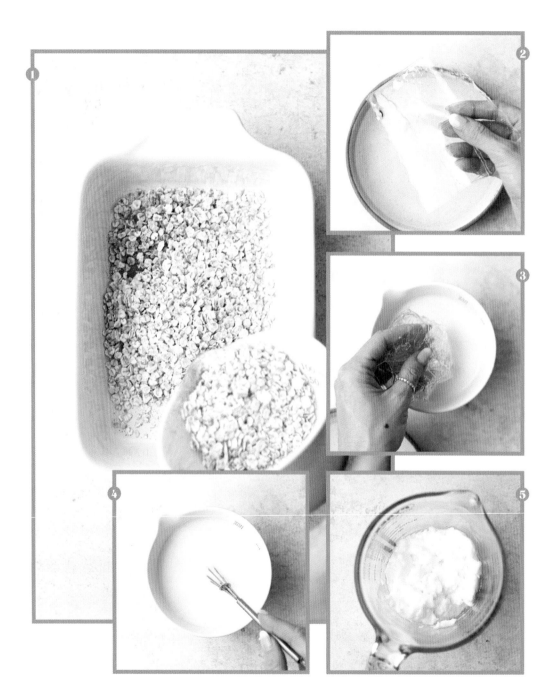

Cocina bonito, cocina sano

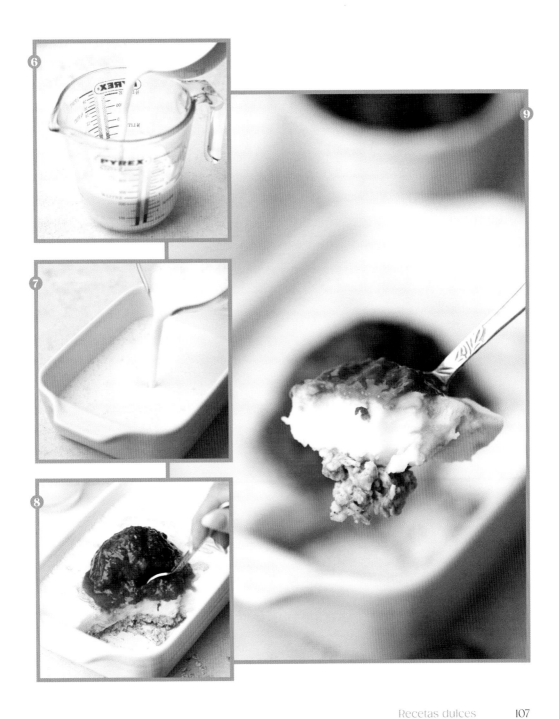

Flan o quesillo

Este flan admite muchos sabores, pero vamos con el clásico.

Molde de 15 cm o flaneras individuales

Ingredientes

- 4 huevos talla L
- 375 ml de bebida de almendras
- 5 ml de esencia o pasta de vainilla
- endulzante al gusto (en mi caso, líquido)
- un par de gotitas de aromas naturales si tienes, tipo ron o caramelo, o proteína en polvo (15-20 g)
- Opcional: 30 g de leche en polvo desnatada

Para el caramelo
- 50 g de alulosa
- 25 ml de agua
- Opcional: unas gotitas de vainilla líquida

Elaboración

1. Comienza haciendo el caramelo en una sartén. Pon la alulosa y el agua y mantén el fuego medio hasta que se disuelvan y caramelicen. No tienes que remover. Yo además pongo unas gotitas de vainilla líquida. Vierte en el fondo del molde y reserva.

2. Para el flan: bate los huevos un par de minutos y luego añade la bebida de almendras y el resto de los ingredientes. Mezcla hasta que no haya grumos. (Si usas proteína, tendrás que triturar para evitar los grumos y que se disuelva bien).

3. Precalienta el horno a 180 °C.

4. Vierte la preparación en el molde y hornea 45 minutos al baño maría, cubriendo con agua caliente hasta la mitad del recipiente.

5. Deja enfriar a temperatura ambiente y luego mételo en el frigorífico hasta desmoldar.

TIPS

- Suelo usar moldes de aluminio redondos, como los que utilizo en las tartas a capas o flaneras específicas.
- Lo más probable es que no sepas qué es la alulosa. Se trata de un endulzante que compro en Estados Unidos porque en España aún no se usa mucho. Lo puedes quitar, hacer una versión clásica o sustituirlo por algún sirope sin azúcares con sabor caramelo.

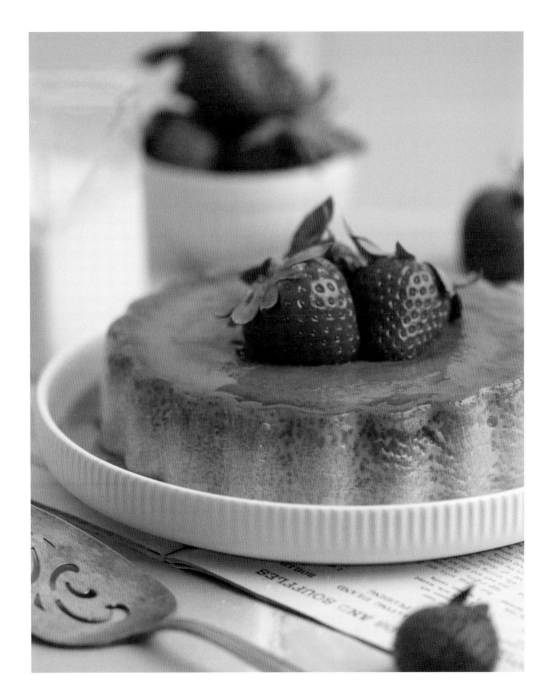

Galletas crujientes de tres ingredientes

Esta es una de mis recetas más fáciles de hacer y también una de vuestras favoritas. Puedes darles la forma que quieras, decorarlas a tu gusto y luego devorarlas sin más.

Para 22 galletas

Ingredientes

- 25 g de harina de avena neutra
- 30 ml de sirope de arce sin azúcar o 60 ml de pasta de dátil bien cremosa
- 65 g de crema de cacahuete suave (cuando digo suave quiero decir muy fluida, ya que, si es espesa o demasiado granulada, hay que cambiar las cantidades porque la masa puede quedar muy seca)
- Opcional: una pizca de sal

Elaboración

1. Mezcla todos los ingredientes y haz una bola.
2. Aplasta con ayuda de un rodillo y dos láminas de papel vegetal, dejando un grosor fino.
3. Haz galletas con cortadores si tienes o simplemente haz bolitas y aplástalas con un tenedor.
4. En una bandeja con papel vegetal, coloca las galletas y hornea. Si utilizas un *airfryer*, necesitan 6 minutos a 180 °C; en horno convencional, 8 minutos a 180 °C. Teniendo en cuenta el grosor que dejes, se harán antes o tardarán un poquito más. Por eso quédate bien pendiente y, cuando veas que se doran..., es que ya estarán listas ☺.
5. Deja enfriar un par de minutos antes de manipularlas y pasarlas a una rejilla.

TIPS

- Recuerda que tanto la crema de cacahuete como el sirope son dos elementos muy fluidos. Aquí influyen las texturas según la marca que uses, por eso quizá debas ajustar algún ingrediente hasta que veas que puedes hacer perfectamente una bola y estirarla sin que se rompa ni esté muy seca. Ajusta si lo necesitas un poco más esos ingredientes, pero no añadas líquido. En esta receta puedes permitirte ese ajuste de ingredientes, ¡confío en ti!
- Puedes usar crema de avellanas, de anacardos o de almendras, siempre y cuando tengas en cuenta las texturas.
- Decóralas con chocolate o con un toque de sal.
- Puedes conservarlas en el frigorífico hasta 1 mes dentro de un túper.

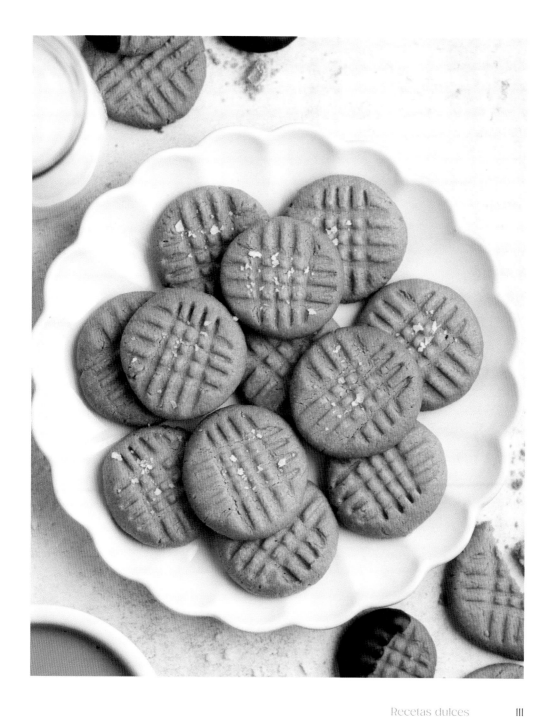

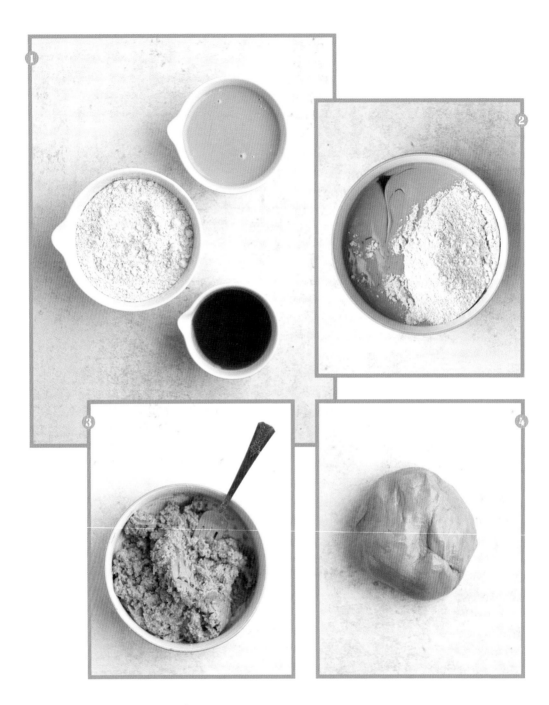

Cocina bonito, cocina sano

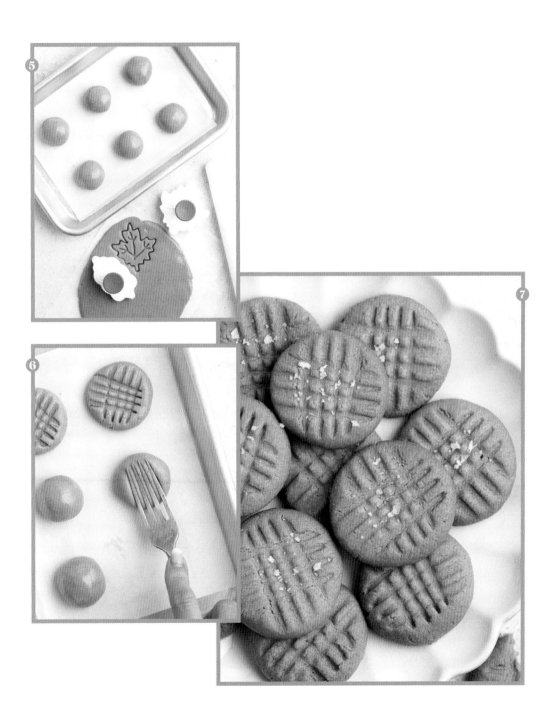

Galletas Digestive®

Una de las galletas que siempre quería tener en casa de pequeña.

16 unidades según tamaño

Ingredientes

- 90 g de mantequilla
- 1 yema de huevo
- 120 g de harina de avena
- 60 g de harina de trigo integral
- 50 g de eritritol en polvo o endulzante al gusto
- 25 ml de bebida de almendras fría
- chocolate negro para fundir y decorar

Elaboración

1. Suaviza la mantequilla a temperatura ambiente e intégrala con la yema de huevo, que también debe estar a temperatura ambiente. Añade el endulzante.

2. Agrega las harinas y mezcla. Asegúrate de que todo quede bien integrado. En este tipo de galletas yo siempre me ayudo de las manos, ya sea usando guantes o con las manos bien limpias y secas.

3. En este punto, vierte esa pequeña cantidad de bebida de almendras o leche de tu preferencia. Es simplemente para que no quede muy seca la masa. Si quieres, no hace falta que la añadas.

4. Cuando tengas la mezcla, haz una bola y con un rodillo estira entre dos papeles de horno dejando un grosor fino o extrafino.

5. Con un cortador de galletas de aproximadamente 5-6 cm, corta la masa y deja las galletas sobre papel de horno.

6. Con el horno precalentado a 180 °C, con calor arriba y abajo, hornea 10-12 minutos, dependiendo del grosor. No te despistes y sácalas del horno una vez que estén doradas.

7. Repite el procedimiento con la masa sobrante hasta que se acabe.

8. Para terminar, funde chocolate negro y baña por un lado las galletas cuando estén del todo frías y hazles el dibujito con un palillo o una brocheta de madera.

9. Métalas en el frigorífico unos minutos ¡y ya las tendrás listas!

TIPS

- Puedes conservar las galletas dentro un túper en la nevera o incluso puedes congelarlas.
- Son unas galletas frágiles; por lo tanto, lleva cuidado tanto al pasarlas a la bandeja como cuando las saques del horno. ¡No tengas prisa y deja que se enfríen bien! Si las tratas con mucho mimo, no tendrás problemas.
- Puedes usar el chocolate que más te guste.

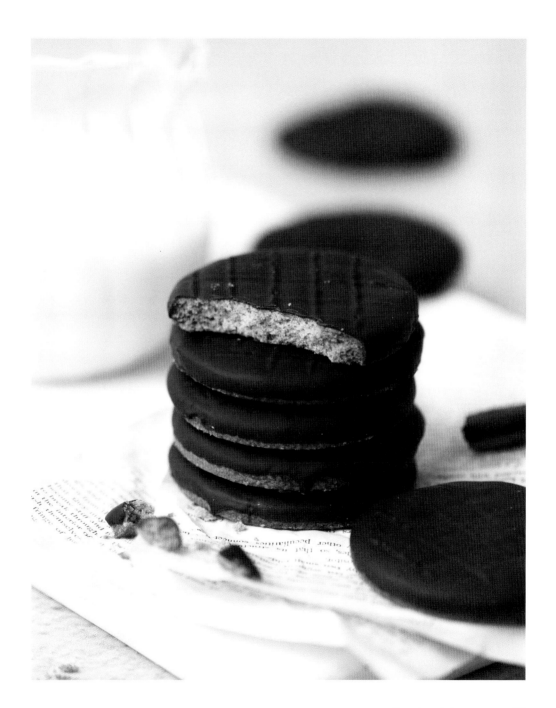

Galletas estilo NYC

Estas galletas no podían faltar en este libro, ¡obvio! Seguro que, si has estado en Nueva York, habrás probado las galletas más conocidas de Levain Bakery. Esta receta que te presento da para una galleta muy grande, exactamente 170 g de delicioso placer. Están de muerte, tienen un exterior crujiente y un interior suave. Hacer esta versión más saludable te va a recordar a las originales, pero seamos sinceros, la original es la original y no tiene competencia 😄. ¡Lee toda la receta bien antes de ponerte manos a la obra!

Para 4 galletas grandes

Ingredientes

- 95 g de mantequilla sin sal fría
- 40 g de eritritol blanco en polvo + 45 g de eritritol dorado en polvo
- 1 huevo L a temperatura ambiente
- 5 ml de vainilla líquida (las galletas originales no llevan vainilla, pero yo le pongo)
- 120 g de harina de avena neutra
- 25 g de maicena
- 3 g de bicarbonato sódico
- una pizca de sal
- 60 g de nueces
- 60 g de chispas de chocolate sin azúcar

Elaboración

1. Prepara y pesa todos los ingredientes para tenerlos listos.
2. Comienza batiendo la mantequilla con el endulzante (el combo de eritritol blanco y dorado, que simula el azúcar moreno) durante 2-3 minutos. Yo utilicé una batidora de mano y varillas, pero también sirve una amasadora. El eritritol que uso es pulverizado para evitar que al final se note granulado.
3. Cuando tengas la mantequilla cremosa, añade el huevo y la vainilla e integra de nuevo ligeramente.
4. Tamiza la harina de avena y la maicena. Añade la pizca de sal y el bicarbonato sódico. Con una espátula mezcla e integra. No hace falta toquetear mucho la mezcla.
5. Para terminar, incorpora los 60 g de chispas de chocolate y los 60 g de nueces (puedes poner más o menos cantidad, a tu gusto). En las galletas originales ponen muuuchas más nueces y chocolate.
6. Pesa y divide la masa en 4 partes iguales. Deben quedar «rústicas», no te preocupes si no son unas bolitas perfectas, por eso no debes manosearlas mucho.

7. Como cada horno es un mundo y a veces están calibrados de forma diferente, te recomiendo hacer primero solo una galleta para que puedas controlar el tiempo y así ir a lo seguro con las siguientes.

8. Precalienta el horno a 205 °C, calor arriba y abajo y con ventilador en mi caso. Mete una bandeja de horno al revés a una altura media mientras se precalienta.

9. Ahora, sobre otra bandeja de horno, pon la galleta en forma de pelotita. Introduce esta segunda bandeja justo encima de la primera y hornea 8-10 minutos, hasta que la galleta se dore por encima, pero aún sientas que está blandita por dentro. Durante la cocción, el calor de la primera bandeja se distribuirá rápidamente y de forma uniforme en la base de la segunda, con lo que conseguirás que la base de la galleta quede bien dorada.

10. Como te he mencionado, los tiempos de cocción varían de un horno a otro, pero debes tener en cuenta que, una vez que la galleta se enfríe, lo que está blando se endurecerá.

11. Deja enfriar 15-30 minutos y... ¡a disfrutar!

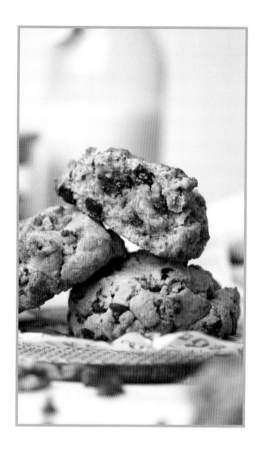

TIPS

- Las galletas están mejor si las consumes el mismo día, pero siempre tendrás que calentarlas al microondas durante 15 segundos para que se ablanden por dentro.
- La harina de avena se puede sustituir por harina de trigo integral.
- Si no quieres usar eritritol dorado, también sirve el azúcar de coco.
- Para pulverizar el eritritol, puedes utilizar una procesadora o un molinillo de café.
- Puedes congelarlas sin cocinar una vez las tengas con forma de bolita rústica; sácalas 30 minutos antes de meter al horno con los tiempos que te indico arriba.

Galletas Príncipe®

Posiblemente has comido una galleta rellena de chocolate en algún momento. A mí me tele-transportan a las tardes después del cole. Fue una de las primeras galletas que versioné cuando abrí mi cuenta en Instagram y ahora sigo disfrutando mucho haciéndolas.

Para 16-18 galletas según tamaño

Ingredientes

- 125 g de mantequilla sin sal
- 1 huevo entero
- 70 g de eritritol en polvo
- 5 ml de pasta o esencia de vainilla
- 170 g de harina de avena
- 35 g de harina de arroz o más harina de avena
- una pizca de sal

Para el relleno

- 100 g de nata para montar, leche evapo-rada o bebida de almendras
- 100 g de chocolate 72 % cacao o el que a ti más te guste

Elaboración

1. Comienza mezclando la mantequilla en textura pomada con la yema del huevo (reserva la clara para pintar las galletas antes de hornear), el eritritol y la vainilla hasta que todo quede muy bien inte-grado.

2. Tamiza los ingredientes secos sobre la masa anterior.

3. Mezcla con las manos para formar una masa que debes poder manejar sin que se te quede pegada en los dedos.

4. Coloca la masa entre dos hojas de papel vegetal y, con un rodillo, estírala hasta lograr un grosor fino, básicamente como el de las galletas originales o incluso un poco menos.

5. Con la ayuda de un cortador de unos 4 cm de diámetro, ve haciendo galletas hasta terminar la masa. Ponlas en tu bandeja de horno con papel vegetal y píntalas por encima con la clara de hue-vo ligeramente batida. En este momento hazle con un tenedor esa decoración ca-racterística.

6. Con el horno precalentado a 180 °C, con calor arriba y abajo sin ventilador, hornea 10 minutos. Este tiempo puede variar se-gún el grosor de las galletas. Sabrás que están listas cuando empiecen a dorarse por los bordes.

7. Cuando las saques, estarán blanditas. Deja que se enfríen durante 2-3 minutos antes de pasarlas a una rejilla.

8. Mientras tanto, prepara el relleno, que es simplemente una *ganache*. Trocea el chocolate, ponlo en un recipiente, añade la nata caliente y deja unos minutos. Luego mezcla e integra. La otra opción es hacerlo al baño maría.

9. Deja enfriar el relleno.

10. Antes de rellenar, asegúrate de que tanto las galletas como el relleno están completamente fríos para que no se te desmoronen al montarlas. Para rellenar, utiliza una manga pastelera para ser más preciso.

11. Guarda tus galletas en el frigorífico, dentro de un recipiente hermético, y lograrás que se mantengan crujientes.

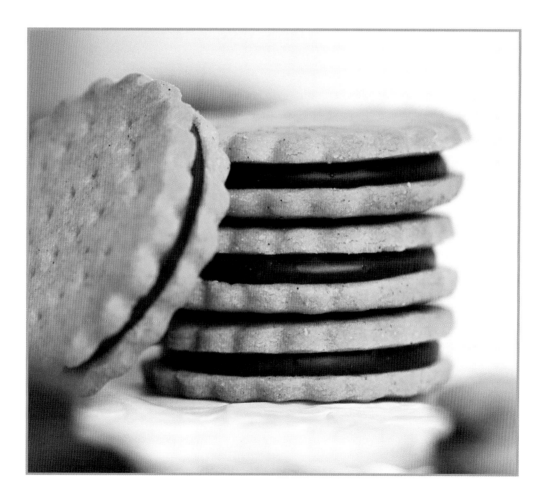

Granola dos versiones

Lo que más me gusta de las granolas es que puedes añadirles de todo un poco y hacerlas a tu gusto, ¿verdad? Además, ¡puedes comerlas con yogures, con leche o tal cual!

Versión chocolate

Ingredientes

- 100 g de copos de avena gruesos
- 50 g de copos de avena suaves
- 60 g de nueces pecanas al gusto o avellanas
- 8 g de cacao en polvo desgrasado
- coco rallado al gusto
- láminas de coco al gusto
- mix de semillas al gusto (calabaza, girasol, chía, etc.)
- 60 g de sirope de arce sin azúcares añadidos (puedes sustituirlo por 120 g de pasta de dátiles fluida o por 60 g de miel)
- 30 g de aceite de coco fundido
- Opcional: una cucharada de proteína en polvo con sabor a chocolate

Elaboración

1. Mezcla todos los ingredientes secos primero y después añade los húmedos.
2. Intégralos muy bien y coloca la masa resultante sobre la bandeja de horno. Asegúrate de que esté bien extendida.
3. Con el horno precalentado a 180 °C, hornea 18-20 minutos o hasta que quede bien dorado (remueve un poco la granola a la mitad del horneado y casi al final, sin sacarla del horno).
4. Deja que se enfríe para que quede bien crujiente y consérvala en un tarro hermético.

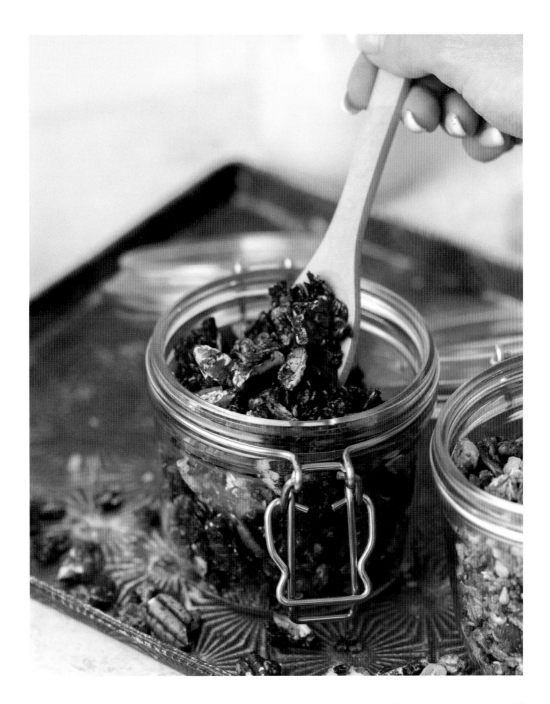

Ingredientes

- 150 g de copos de avena enteros
- Opcional: 20 g de proteína de vainilla o similar
- 1 plátano pequeño
- 30 g de aceite de coco fundido
- 60 g de sirope de arce sin azúcar o 120 g de pasta de dátiles fluida
- 2 cucharadas de nueces pecanas
- 2 cucharadas de semillas de calabaza
- 2 cucharadas de chips de coco
- 2 cucharadas de anacardos
- 4 cucharadas de sirope de arce sin azúcar o sirope de dátiles
- ½ cucharada de canela
- Opcional: esencia de vainilla

Elaboración

1. Precalienta el horno a 180 °C y prepara una bandeja de horno con papel vegetal.
2. En un bol añade todos los ingredientes secos y mezcla.
3. Tritura el plátano con el aceite de coco derretido, el sirope sin azúcar y la esencia de vainilla, si así lo quieres.
4. Añade la mezcla anterior a los ingredientes secos y remueve para que se integren muy muy bien todos los elementos.
5. Extiende sobre la bandeja ya preparada y hornea unos 20 minutos hasta que se dore (remueve un poco la granola a la mitad del horneado y casi al final, sin sacarla del horno). A mí me gusta que esté bastante dorada y dejando trozos menos sueltos.
6. Deja enfriar y conserva en un tarro hermético.

TIPS
- No sabe a plátano. Lo que lleva no es nada, y os aseguro que con toda la combinación no se nota 😊.
- La proteína es opcional, pero le da un toque que aporta algo de sabor y proteína extra.

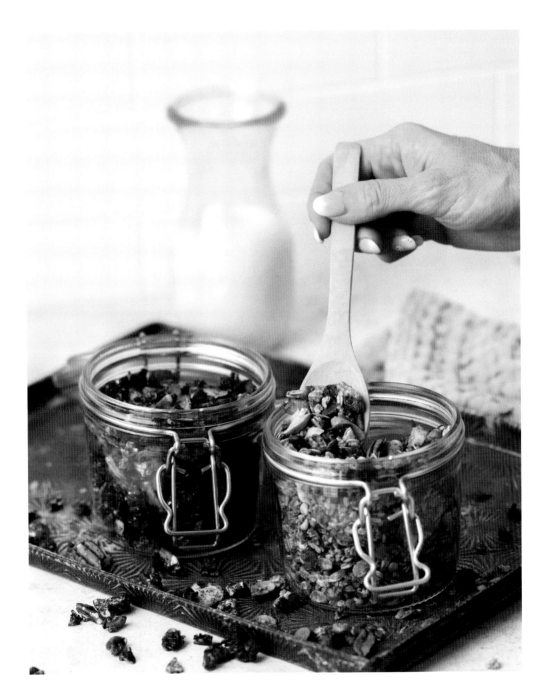

Helado Kinder® chocolate

Este helado lo hice hace 2 años y reservé la receta para «mi futuro libro». Y ese día… ¡ha llegado! Es un helado muy fácil de hacer: no hay que usar yemas y, como utilizo alulosa como endulzante, consigo que no cristalice como pasaría con el eritritol.

Para 600 ml de helado
aproximadamente

Ingredientes

Para el helado sabor Kinder®

- 125 ml de nata para montar fría
- 75 ml de leche evaporada desnatada
- 30 g de endulzante alulosa
- 5 ml de vainilla líquida
- 70 g de crema Kinder® (página 22)

Para el helado sabor chocolate

- 125 ml de nata para montar fría
- 75 ml de leche evaporada desnatada
- 30 g de endulzante alulosa
- 5 ml de vainilla líquida
- 70 g de crema de avellanas y chocolate (página 26)
- 15 g de cacao en polvo desgrasado

Elaboración

1. Prepara tu batidora de varillas y dos recipientes, para hacer cada mezcla por separado. Debes hacer 2 helados por separado y unirlos en el recipiente en modo marmolado.

2. Sigue los mismos pasos para ambas preparaciones, solo que en la de chocolate añadirás el cacao en polvo.

3. Bate primero la nata, la leche evaporada, la vainilla y el endulzante hasta que vaya cogiendo cremosidad. En este punto, sin necesidad de que esté muy montado, añade la crema Kinder® y vuelve a batir hasta que adquiera una textura cremosa.

4. Haz lo mismo con la versión de chocolate, pero el cacao en polvo será lo último que incluyas.

5. Ya solo tienes que colocarlo en un molde o túper y hacer un marmolado. Pon un poco de cada mezcla alternándolas y, para finalizar como extra, puedes ponerle por encima un toque de cada crema con una cuchara para encontrar remolinos de crema Kinder y chocolate.

6. Mete en el congelador.

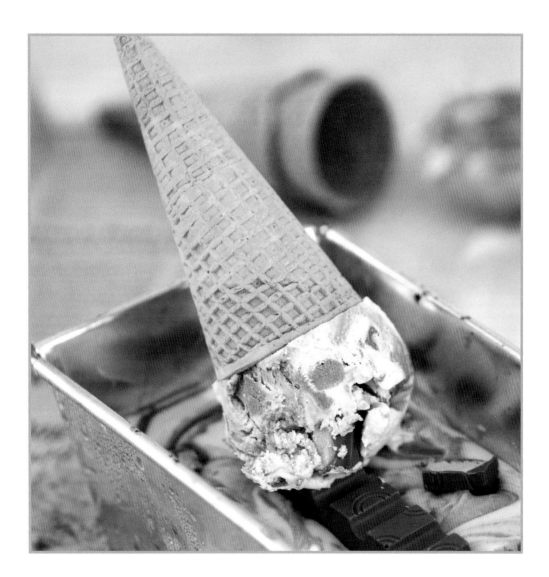

- Saca el helado del congelador cada 30 minutos y remueve entre 2 y 3 veces para que no te quede «bloque».
- Usando alulosa ganas en cremosidad y evitas que al día siguiente el helado se cristalice. Puedes usar eritritol en polvo, pero ten en cuenta que puede quedar más duro, aunque estará rico.
- Otra opción, en el caso de que decidas emplear eritritol, es usar ½ cucharadita de goma xantana en las preparaciones.
- Saca del congelador al menos 15 minutos antes de servir para aportar cremosidad.

«Key lime pie» o tartaleta de lima de los cayos de Florida

Preparar una versión más saludable de este postre de origen estadounidense es fácil. Está hecho con zumo de lima, yemas de huevo, leche condensada y base de galleta. Te aseguro que a mí me vuelve loca. Y es ideal en cualquier época del año.

Molde de 20 cm

Ingredientes

Para la base

- 150 g de galletas sin azúcar y sin edulcorantes o integrales
- 60 g de mantequilla sin sal o aceite de coco

Para el relleno

- 250 g de leche condensada casera (página 30)
- 2 yemas de huevo talla L a temperatura ambiente
- 65 ml de lima exprimida
- endulzante al gusto
- ralladura de una lima

Para la decoración

- 100 ml de nata para montar
- endulzante líquido al gusto o 25 g de eritritol

Elaboración

1. Prepara la base triturando las galletas con la mantequilla fundida. Cubre la base del recipiente subiéndola por las paredes. Resérvala en el frigorífico mientras preparas el relleno.
2. Para el relleno, tritura la leche condensada, las 2 yemas, la lima y el endulzante al gusto. Cuando tengas una masa bien homogénea, añade la ralladura de lima y mezcla.
3. Vierte la preparación sobre la base y hornea, con el horno precalentado a 180 °C, 10 minutos.
4. Deja enfriar sobre la encimera antes de meter en el frigorífico un par de horas. Monta la nata con el endulzante, decora tu tarta y ya la puedes servir.

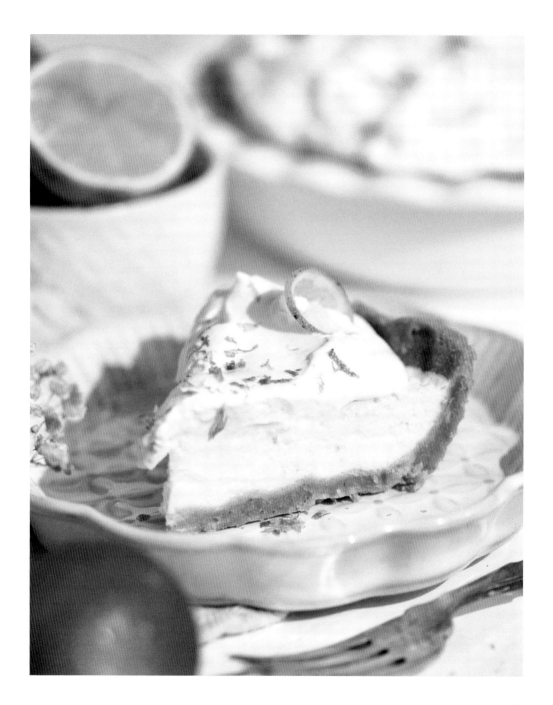

Kinder®-«brownie» de harina de almendras

Este brownie lleva sorpresa y mucho chocolate. Suelo preparar cantidades pequeñas, pero no dudes en multiplicar por dos si quieres hacer una versión más grande. De todas formas, ya te adelanto que con un trozo te quedas más que bien 😊. Y como lo sirvas aún calentito con un helado casero o el que se te antoje..., ¡combo brutal!

Recipiente refractario de 19 × 14 cm

Ingredientes

- 55 g de harina de almendras tamizada
- 20 g de cacao en polvo
- 50 g de endulzante (yo he usado alulosa, pero podría ser eritritol, mejor pulverizado) o de azúcar de coco
- 1 huevo de tamaño L a temperatura ambiente
- 50 g de mantequilla sin sal
- 50 g de chocolate 85 % cacao
- ½ cucharadita superpequeña de bicarbonato sódico
- una pizca de sal
- Opcional: algunas onzas de chocolate picado

Elaboración

1. Antes de empezar, congela el día antes una lámina, como si fuera una tableta de chocolate fina, de mi versión de la crema Kinder® (página 22). Para ello, usa como molde el recipiente en el que luego harás el *brownie* y pon la capa de crema sobre una lámina de papel vegetal. Si quieres omitirla y hacer un *brownie* clásico, simplemente sáltate este paso.
2. Comienza fundiendo la mantequilla con el chocolate 85 % cacao y reserva.
3. Tamiza y mezcla la harina de almendras, el cacao en polvo, la sal y el bicarbonato. Reserva.
4. Mezcla el huevo con el endulzante y añade la primera mezcla de mantequilla y chocolate ya fundida.
5. Incorpora los ingredientes secos e integra.
6. Por último, si quieres, agrega algunas onzas de chocolate picado.

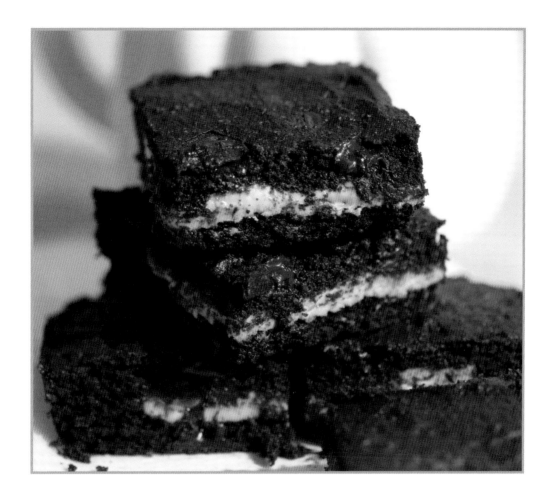

7. Coloca la mitad de la mezcla en tu recipiente y, seguidamente, pon la lámina de crema Kinder® congelada y cúbrela con el resto de la masa.

8. Con el horno precalentado a 180 °C, con ventilador y calor arriba y abajo, hornea 17-18 minutos.

9. Deja enfriar 1 hora (¡inténtalo al menos!) antes de cortar y devorar un trozo ☺.

TIPS

• Como en muchas recetas, aquí el grosor es importante. Es decir, dependiendo del grosor, los tiempos pueden variar y el resultado también. Lo ideal de esta receta es que el centro no quede seco ni muy hecho.

«Mousse» de chocolate

La textura lo dice todo ♥ *y, de verdad, se te funde en la boca. Si eres amante del chocolate, tienes que probar esta* mousse.

Para 6 vasitos

Ingredientes

- 400 ml de leche de coco (en lata)
- 120 g de onzas de chocolate negro 85 % o el de vuestra preferencia
- 80 g de crema de avellanas fluida
- 2 claras de huevo pasteurizadas (no son imprescindibles, pero aportan más aire a la mezcla)
- endulzante al gusto

Elaboración

1. En una olla calienta la leche de coco a fuego medio-bajo durante unos minutos. Aparta del fuego, añade las onzas de chocolate troceadas y mueve hasta que se disuelvan (con la temperatura de la leche caliente, deberían fundirse, pero si ves que les cuesta, pon la olla de nuevo sobre el fogón hasta que lo logres).
2. Añade la crema de avellanas (la mía ya la tengo endulzada con endulzante líquido).
3. Con la mezcla aún caliente, incorpora las dos claras batidas a punto de nieve y mezcla, dándole de esta forma más suavidad a la *mousse*.
4. Ya solo falta que la viertas en tus recipientes y, cuando esté a temperatura ambiente, la metas en la nevera.
5. ¡Decora a tu gusto!

TIPS
- Ideal si lo dejas una noche entera en el frigorífico.
- Puedes sustituir la leche de coco por nata para montar. Y las claras por aquafaba si prefieres una opción vegana, además de usar un chocolate vegano.
- Para esta receta, usé crema de avellanas comprada, pero puedes utilizar también la casera (página 26).
- Puedes endulzar como quieras. Yo he usado endulzante líquido sin más, pero puedes probar pasta de dátil, eritritol en polvo o el que más te guste.
- Mis vasitos son de un postre comercial que he reutilizado .

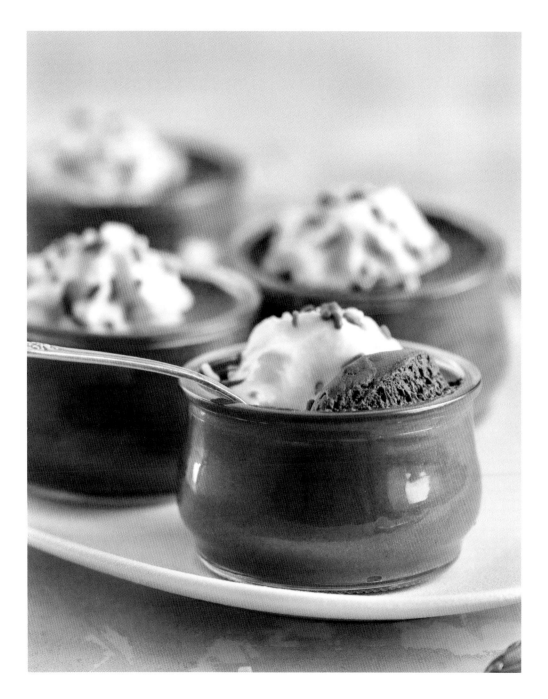

«Muffins» de chocolate

Posiblemente, al verlos os vengan a la mente los de Starbucks o los de McDonald's, pero estos son mucho más saludables. A Eladio le encantan mis muffins 😋.

Para 8-10 *muffins*, dependiendo del tamaño de los moldes (los míos son grandes)

Ingredientes

- 180 g de yogur griego 0 %
- 2 huevos talla L a temperatura ambiente
- 125 ml de bebida de almendras
- 100 ml de aceite de oliva virgen extra (suave, tipo arbequina para postres)
- 1 cucharadita de vainilla líquida
- 190 g de harina de avena
- 50 g de cacao en polvo
- 125 g de eritritol
- 5 g de polvo de hornear
- 5 g de bicarbonato sódico
- una pizca de sal
- chispas de chocolate sin azúcar u onzas troceadas a tu gusto

Elaboración

1. Mezcla los huevos con el yogur griego, la bebida de almendras, la vainilla y el aceite de oliva.
2. Tamiza la harina de avena, el cacao, la levadura y el bicarbonato sobre los ingredientes líquidos e intégralo todo muy bien. Por último, añade y mezcla el resto de los ingredientes.
3. Deja reposar la masa 30 minutos.
4. Rellena tus moldes y hornea con calor arriba y abajo y ventilador: 6 minutos primero a 200 °C y luego unos 12-14 minutos a 160 °C; dependerá del tamaño de tus *muffins*.
5. Recuerda sacarlos y ponerlos sobre una rejilla para que el fondo no se quede húmedo dentro del molde.
6. ¡Deja que se enfríen (si consigues resistirte) al menos 30 minutos antes de devorarlos!

TIPS
- Yo hice un mix de chispas de chocolate para que quedasen bien fundidas.

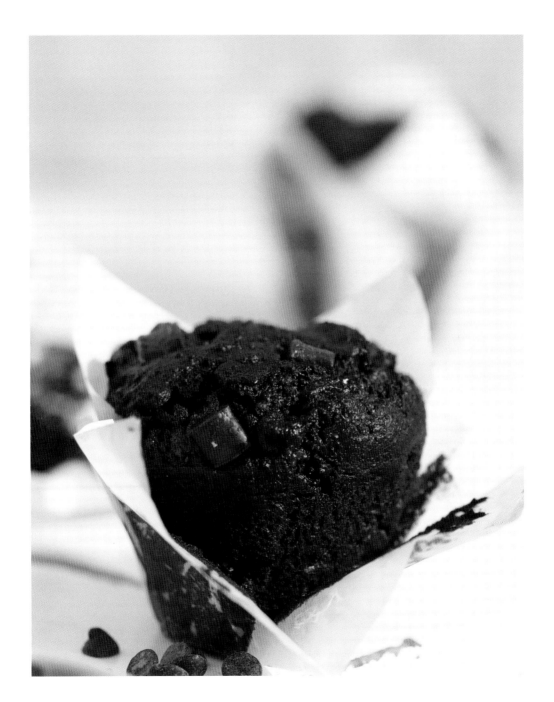

«Muffins» de plátano y cacahuete

Muy saludables y fáciles de hacer .

Ingredientes

- 100 g de crema de cacahuete o de almendras muy fluida
- 180 g aprox. de plátano maduro (2 pequeños)
- 1 huevo L/XL
- 1 cucharadita líquida de vainilla o pasta de vainilla
- 20 g de harina de almendras
- 100 g de harina de avena
- 25 g de eritritol
- chispas de chocolate sin azúcar u onzas de chocolate picadas
- 1 cucharadita de polvo de hornear
- una pizca de sal

Elaboración

1. En un recipiente, aplasta muy bien los plátanos, añade la crema de cacahuete y mezcla bien.
2. Seguidamente, pon el huevo y la vainilla, y vuelve a mezclar.
3. Agrega las harinas, el polvo de hornear, la pizca de sal y el eritritol e intégralo todo muy bien.
4. Por último, incorpora las chispas de chocolate sin azúcar o las onzas bien picadas.
5. Con el horno precalentado a 180 °C, hornea 12 minutos. Antes de sacarlos del horno, comprueba la cocción por si necesitasen unos minutos más.

TIPS
- He usado eritritol dorado, pero puedes no incluirlo si no te gusta mucho el dulce. Puede que para ti con las chispas de chocolate sea ya suficiente.
- Puedes sustituir los 20 g de harina de almendras por 20 g de harina de avena.

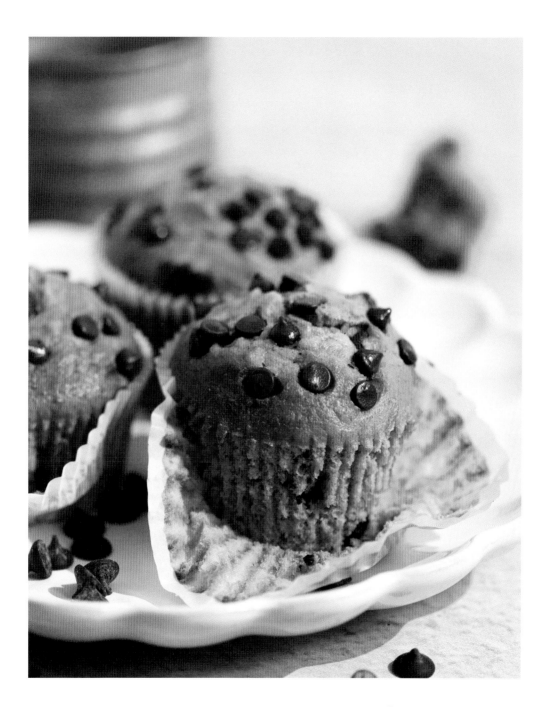

Natillas al microondas

He crecido viendo muchas veces a mi padre comiendo natillas de postre. Un clásico en muchos hogares y una receta que hacía en el pueblo con la abuela. Aquí os dejo una versión rápida, al microondas, pero por supuesto podéis hacerla en un cazo o en una olla.

Para 4 raciones

Ingredientes

- 500 ml de bebida de almendras sin azúcares añadidos
- canela en rama
- piel de limón y de naranja
- 20 g de maicena
- 4 yemas
- 45 g de eritritol en polvo
- vainilla líquida

Elaboración

1. En un recipiente apto para microondas, pon 450 ml de la bebida de almendras junto con la piel de naranja, la del limón y la ramita de canela. Mete al microondas 1-2 minutos a máxima potencia y luego deja reposar 5 minutos.
2. Por otro lado, mezcla hasta que se integren las yemas, el eritritol, la maicena, la vainilla y los 50 ml restantes de bebida de almendras.
3. Cuela la primera preparación, que ya estará infusionada, y añádela a la mezcla del paso anterior.
4. Mete en el microondas 2 minutos a máxima potencia. Saca y remueve.
5. Vuelve a meter 1 minuto. Saca y remueve. Irás viendo que espesa. Una vez que tenga la consistencia cremosa de las natillas, vierte en tus moldes y deja enfriar antes de meter en la nevera.
6. Decora con una galleta sin azúcar y espolvorea canela.

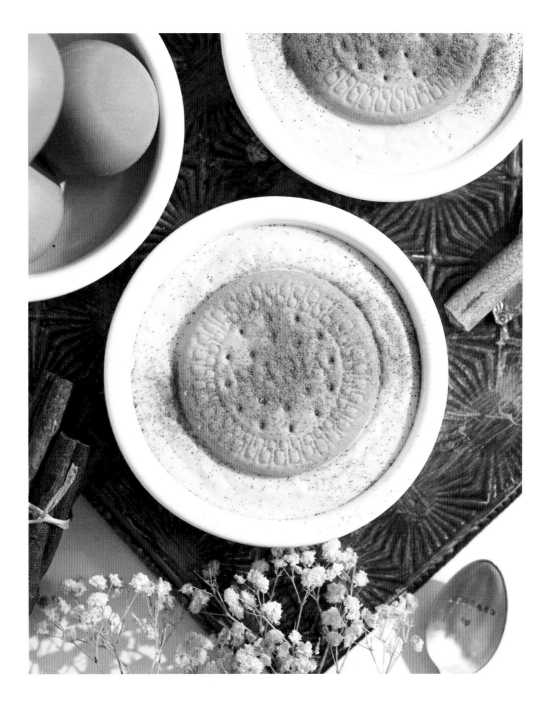

«New York cheesecake»

Tenía claro que esta receta no podía faltar en mi primer libro. Además, me he inspirado en la del restaurante Peter Luger, que está en Williamsburg, un barrio de Brooklyn. La sirven así, sin salsas, pero con una montaña de nata muuuy montada, y me encantó. La New York Cheesecake se suele hacer con base de Graham Crackers®, pero yo la haré con galletas sin azúcares.

Molde de 20 cm
Fuente grande donde entre el molde

Ingredientes

- 120 g de galletas sin azúcar
- 70 g de mantequilla sin sal
- 700 g de queso crema a temperatura ambiente
- 135 g de eritritol en polvo
- 15 g de maicena
- 10 ml de limón exprimido
- ralladura de 1 limón
- 10 ml de vainilla líquida o pasta de vainilla
- una pizca de sal
- 2 huevos L + 1 yema extra
- Opcional: 150 g de nata ácida o *sour cream*

Elaboración

1. Todos los ingredientes deben estar a temperatura ambiente, es superimportante.
2. Comienza triturando las galletas y fundiendo la mantequilla. Mezcla y coloca en el molde, cuya base habrás cubierto antes con papel vegetal, para asegurarte de que la tarta saldrá bien cuando la desmoldes. Reserva.
3. En un recipiente amplio pon el queso crema a temperatura ambiente, la maicena y el eritritol. Suaviza durante un par de minutos con una batidora.
4. Añade el zumo de limón, la ralladura y la vainilla y vuelve a integrar.
5. Después, agrega los huevos de uno en uno ligeramente batidos y la yema extra. Mezcla lo justo, sin meterle mucho aire. Por último, añade la nata ácida y vuelve a mezclar ligeramente.
6. Dale un par de golpes al recipiente sobre la encimera para eliminar las posibles burbujitas.
7. Precalienta el horno a 150 °C con calor arriba y abajo y sin ventilador.

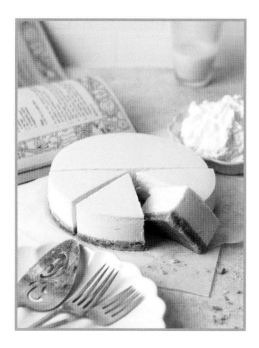

¿Por qué mi
tarta de queso
se ha partido
y agrietado?

¿Te molesta que tu tarta de queso se haya roto o agrietado? Lo primero que deberías saber es que no tiene ningún efecto en el sabor de la tarta. Está igual de rica una tarta de queso agrietada. Pero para conseguir esa tarta de queso de Nueva York perfecta, aquí te doy dos grandes consejos:

1. ¡NO abras la puerta del horno mientras se está cocinando! Si hay un cambio repentino de temperatura, tu tarta se romperá. Los pasteles de queso deben enfriarse lentamente y dentro del horno, así que es mejor dejarlos ahí con la puerta un pelín abierta o cerrada del todo.

2. Muchas veces las tartas de queso se rompen porque están demasiado hechas, así que asegúrate de seguir muy bien todos los pasos de la receta para que te quede perfecta.

8. Para que no se quiebre por arriba y quede lisita lisita, no tiene que haber cambios bruscos de temperatura.

9. Coloca tu molde forrado con papel de aluminio dentro de una fuente más grande con agua caliente (debe cubrir al menos la mitad del molde).

10. Hornea a 150 °C durante 1 hora y 30 minutos, y luego deja la tarta dentro del horno con la puerta un pelín abierta durante 1 hora.

11. Después deja tu *cheesecake* en la nevera toda la noche.

12. Sírvela con nata montada casera, o con una mermelada, o con mi salsa de fresas (página 36).

TIPS
- Deja que se asiente bien para evitar que se agriete.
- La nata ácida puede sustituirse por yogur griego.
- Recuerda tener los ingredientes a temperatura ambiente.

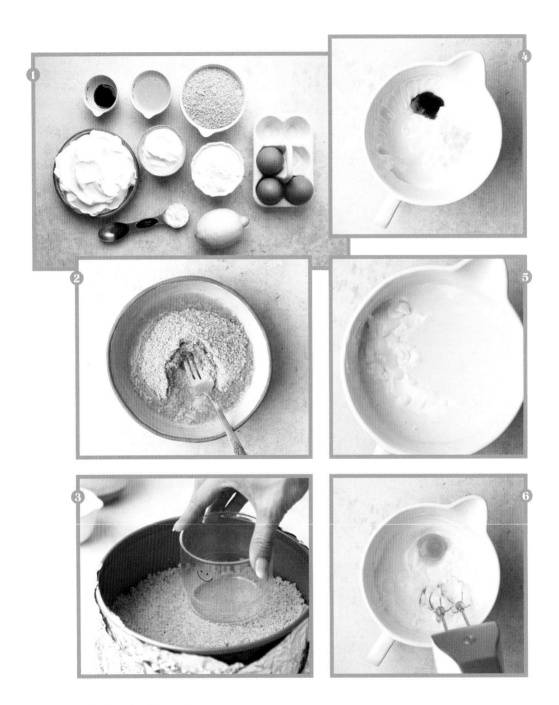

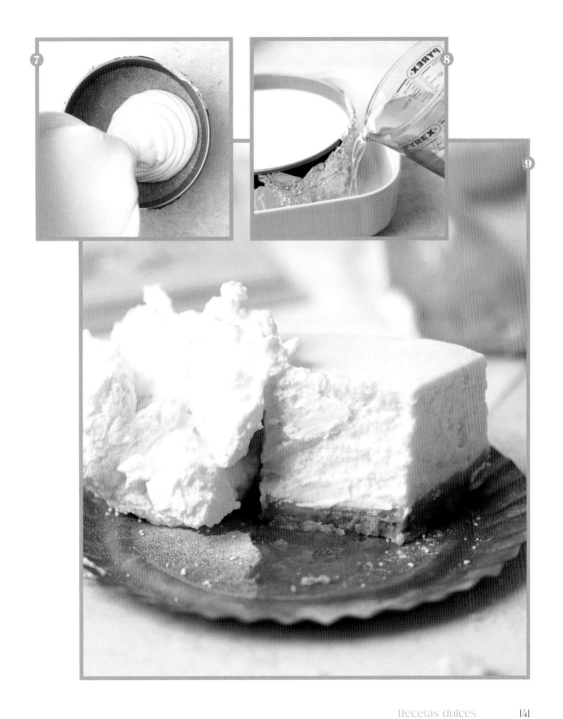

«Panna cotta» de chocolate

El nombre de este postre típico de la región italiana del Piamonte significa «nata cocida». Es fácil y rápido de hacer y lleva pocos ingredientes. Lo podemos preparar además sin problema con dos días de antelación. Personalízalo a tu gusto con las frutas que más te gusten o con tus toppings favoritos.

Para 3 raciones

Ingredientes

- 200 ml de nata para montar con al menos 35 % de M. G.
- 100 ml de leche evaporada
- 30 g de eritritol en polvo
- 25 g de cacao en polvo desgrasado
- 3 láminas de gelatina
- Opcional: 5 ml de vainilla líquida

Elaboración

1. Coloca las 3 hojas de gelatina en un bol, echa agua fría hasta cubrirlas de sobra y deja que se hidraten mínimo 5 minutos mientras preparas el resto de la receta.
2. En una olla o un cazo, vierte la nata, la leche evaporada, el eritritol, el cacao en polvo y la vainilla.
3. Pon la olla a fuego medio y espera hasta que empiece a burbujear.
4. Sin parar de mezclar con ayuda de unas varillas de mano, integra bien todos los ingredientes hasta que no queden grumos.
5. Escurre la gelatina cogiéndola con las manos y estrujándola un poco para que suelte el agua, y échala en la olla.
6. Remueve para que se disuelva bien y vierte la mezcla en unos moldes de silicona para *coulant*.
7. Espera a que se enfríen a temperatura ambiente antes de cubrir con film transparente y meter al menos 4 horas en la nevera para que cuajen.

TIPS

- Si quieres una versión más ligera y baja en grasa, puedes usar un total de 300 ml de leche evaporada o usar 300 ml de un batido de proteínas de chocolate.
- Puedes servirla fría, pero también es buena a temperatura ambiente. Sácala del frigorífico al menos 30 minutos antes de servir.
- Puedes hacer la versión clásica sin añadir el cacao en polvo.
- En esta receta puedes usar endulzante al gusto.

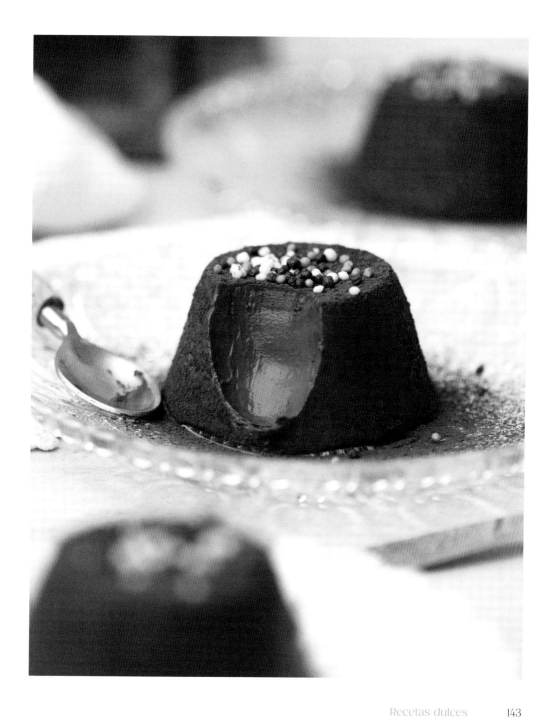

Pastel de tres leches

El pastel, la tarta o la torta de tres leches es un postre tradicional hispanoamericano. Ya lo hice en una ocasión, pero quise darle una vuelta y lo dejé aún más rico. ¿Lo has probado? ¡Te recomiendo que lo hagas!

Molde de 19 × 14 cm

Ingredientes

Para el bizcocho

- 2 huevos L/XL
- 40 g de harina de avena
- endulzante líquido al gusto
- 1 cucharadita de vainilla
- 5 g de polvo de hornear
- canela al gusto para decorar
- Opcional: 100 ml de nata para montar y 15 g de eritritol en polvo o endulzante al gusto

Para el baño de leche

- 100 ml de leche de almendras sin azúcar
- 100 ml de nata para montar
- 100 ml de leche condensada casera (página 30)

Elaboración

1. Separa las yemas de las claras.
2. Mezcla las yemas con el endulzante y la vainilla hasta que blanqueen un poco.
3. Bate a punto de nieve las claras, y de forma envolvente mezcla primero con las yemas y seguidamente con la harina de avena y el polvo de hornear.
4. Una vez integrados todos los ingredientes, vierte la preparación en el molde con papel vegetal en el fondo (el mío era de cristal).
5. Con el horno precalentado a 180 °C, con calor arriba y abajo y ventilador, hornea 18-20 minutos.
6. Es ideal que vayas comprobando la cocción, ya que los tiempos varían de un horno a otro. Una vez listo, deja enfriar por completo.
7. Mientras se enfría, prepara la mezcla de leches, integrando bien la de almendras, la nata y la leche condensada casera.
8. Con un tenedor, pincha por toda la superficie del bizcocho. Vierte el preparado de las leches para que se empape bien a través de los agujeros.
9. Tapa y mete en el frigorífico durante un mínimo de 6 horas o, mejor, una noche entera.
10. Decora tu tarta con nata montada sin azúcar añadido y canela.

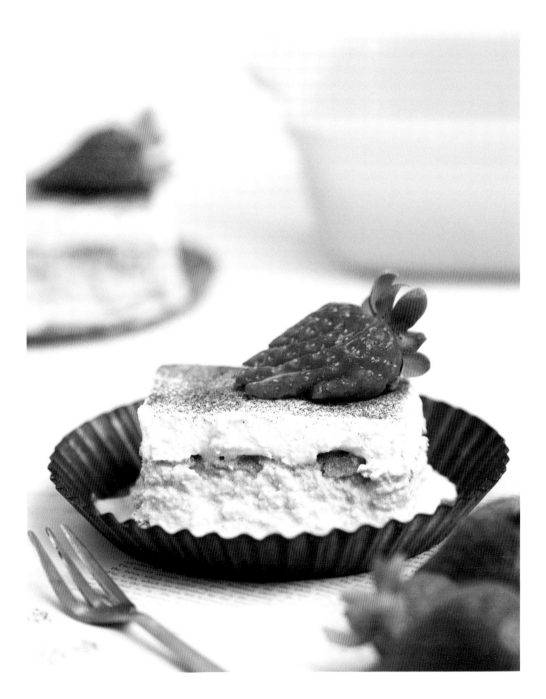

Pastel de chocolate sin harinas

Un postre que, aunque no lo parezca, es ligero y nada pesado; eso sí, con un sabor a chocolate delicioso. Perfecto para una comida con amigos y familiares.

Molde de 20 cm

Ingredientes

- 180 g de chocolate 72 % cacao o de un porcentaje superior
- 20 g de cacao en polvo
- 100 g de mantequilla sin sal
- 5 huevos L/XL a temperatura ambiente
- 5 ml de vainilla líquida
- una pizca de sal
- 75 g de eritritol en polvo
- Opcional para intensificar el sabor a chocolate: 1 cucharadita de café soluble en polvo

Elaboración

1. Coloca la rejilla del horno en la parte inferior del horno y precalienta a 160 °C, sin ventilador y con calor arriba y abajo. Prepara un molde de 20 cm antiadherente (el mío es metálico) forrándolo con papel vegetal humedecido. Reserva.

2. Derrite la mantequilla y el chocolate bien picado en un recipiente apto para microondas en tandas de 30 segundos. Ve removiendo hasta que brille y quede suave. Añade el cacao en polvo y el café soluble en polvo. Mezcla hasta que se integre todo bien y luego reserva.

3. Separa las yemas de las claras. Pon las yemas en un bol mediano junto con la vainilla y mezcla ligeramente. En el recipiente de las claras pon una pizca de sal y bate a punto de nieve. Añade el eritritol cuando estén casi montadas.

4. Ahora, incorpora poco a poco las yemas a las claras sin dejar de batir. Y seguidamente añade un poco del chocolate fundido y, con una espátula y movimientos envolventes, ve integrándolo todo hasta terminar el chocolate.

5. Vierte la mezcla en el molde que preparaste. Suaviza la parte superior con una espátula y hornea 40 minutos.

6. El pastel está listo cuando veas hinchada la parte superior, que debe tener un acabado suave y mate. Deja que el pastel se enfríe en el molde durante unos 20 minutos. Se desinflará a medida que se enfríe.

7. ¡Y ya puedes servirlo y disfrutarlo!

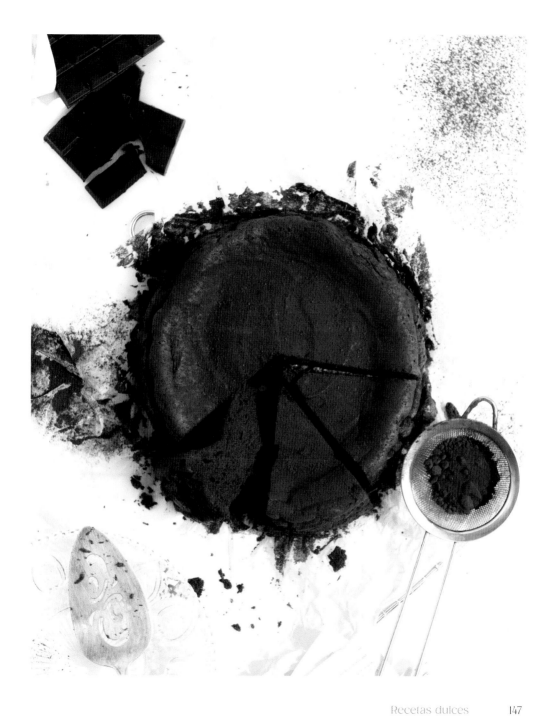

Pastel marmolado saludable

Me encantan los marmolados y me encanta esta receta. Es de esos pasteles que duran un suspiro en casa.

Para 10 raciones
Molde rectangular de 20 × 10 cm

Ingredientes

- 115 g de harina de almendras
- 25 g de harina de avena o 15 g de harina de coco
- 60 g de eritritol
- 100 g de yogur griego, *quark* o queso ricotta, uno que sea espeso espeso
- 2 huevos talla L
- 50 g de mantequilla sin sal, aceite de coco o *ghee* fundido
- 2 cucharadas de cacao en polvo
- 5 g de polvo de hornear
- 100 g de cacao para la cobertura
- Opcional: esencia de vainilla

Elaboración

1. Precalienta el horno a 160 °C con ventilador y calor arriba y abajo.
2. En un recipiente mezcla los ingredientes secos (excepto el cacao en polvo) y en otro bate los huevos con el yogur griego.
3. Funde la mantequilla y añádela a los ingredientes secos, y luego agrega esta mezcla a la del huevo con el yogur.
4. Integra todo muy bien con ayuda de una espátula hasta que la masa quede sin grumos. Separa una pequeña parte de la mezcla para añadirle el cacao en polvo para hacer el marmolado.
5. En el molde, ve agregando ambas preparaciones de forma alterna.
6. Hornea durante 45-50 minutos. Recuerda que, si lo haces en un molde muy grande y queda más bajo, necesitarás menos tiempo de horneado.
7. Deja enfriar 1 hora y, una vez desmoldado, funde el chocolate para cubrirlo por arriba.
8. Mete en el frigorífico un rato para que el chocolate se solidifique y ya lo tendrás listo. ¡Está riquísimo!

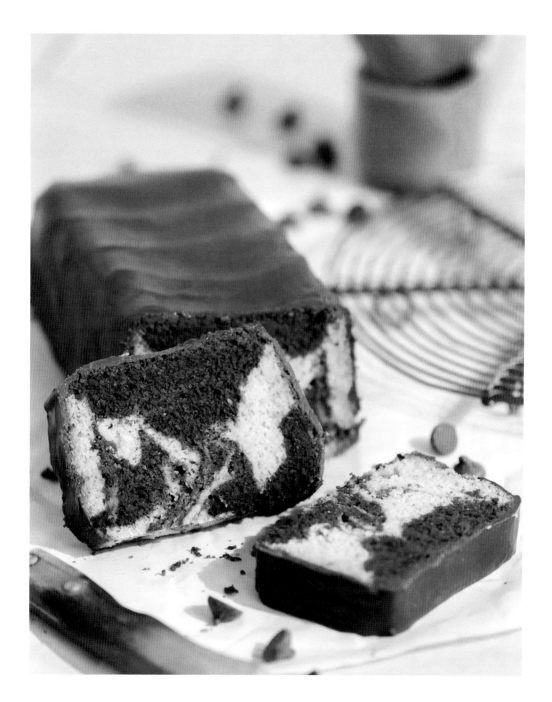

Phoskitos®

Otros de los pastelitos que rondaban por mi casa y que mi hermano y yo devorábamos. Nada como hacer una versión más saludable. Además, he hecho un pequeño paso a paso en imágenes para que así te quede de 10.

Bandeja de 32,9 × 24,5 × 2,9 cm

Ingredientes

Para el bizcocho

- 3 huevos L/XL
- 50 g de queso crema *light* o yogur natural
- 50 g de eritritol en polvo
- 10 ml de esencia de vainilla
- 5 g de polvo de hornear
- 50 g de harina de avena

Para el relleno

- 100 ml de nata para montar
- endulzante al gusto
- Opcional: 5 g de proteína sabor vainilla

Para la cobertura

- 125-150 g de chocolate 80 % cacao o el que tú prefieras (te sobrará)
- 1 cucharada de aceite de coco

Elaboración

1. Separa las yemas de las claras.
2. Bate a punto de nieve las claras hasta que queden espumosas.
3. Mezcla con la ayuda de una batidora de varillas las yemas con el queso crema, el eritritol en polvo y la esencia de vainilla, e integra con las claras a baja velocidad.
4. Por último, añade la levadura y la harina de avena e integra de forma envolvente.
5. Precalienta el horno a 170 °C. Vierte la mezcla en la bandeja forrada con papel vegetal; debe quedar más o menos con 1 cm de altura.
6. Hornea 12 minutos. Saca el bizcocho del horno, dale la vuelta sobre un trapo de cocina limpio y seco y retira el papel vegetal.
7. Aún en caliente, enróllalo con ayuda de film transparente o de un trapo limpio para que coja la forma de rollo. Deja que se enfríe al menos durante 1 hora antes de rellenarlo.
8. Mientras tanto, monta la nata con el endulzante.

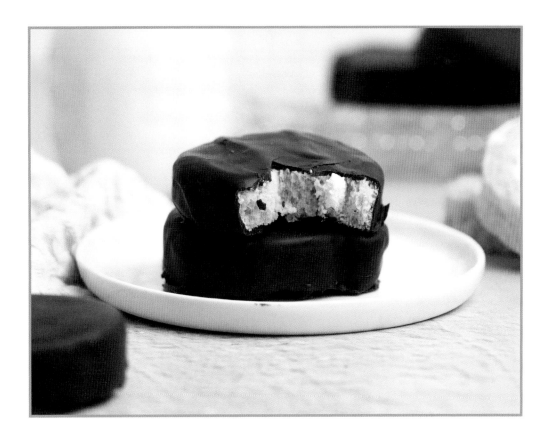

9. Desenrolla el bizcocho y extiende la nata sobre él con cuidado.

10. Vuelve a enrollarlo. Esta vez deja que se enfríe un par de horas en el frigorífico antes de trocearlo.

11. Para terminar, funde el chocolate con el aceite de coco y baña con cuidado cada trozo.

12. Ve colocándolos sobre una bandeja con papel vegetal y métalos en la nevera o en el congelador hasta que el chocolate se endurezca.

TIPS

- Puedes conservarlos en el frigorífico hasta 5 días dentro de un túper.
- Puedes usar el truco del hilo (como en la foto) para trocear mucho mejor, pero también podrás hacerlo con un cuchillo.
- Si quieres, puedes cubrir estos pastelitos con chocolate blanco sin azúcar añadido o hacer un relleno de chocolate añadiéndole 5 g de cacao en polvo a la nata cuando la montes.

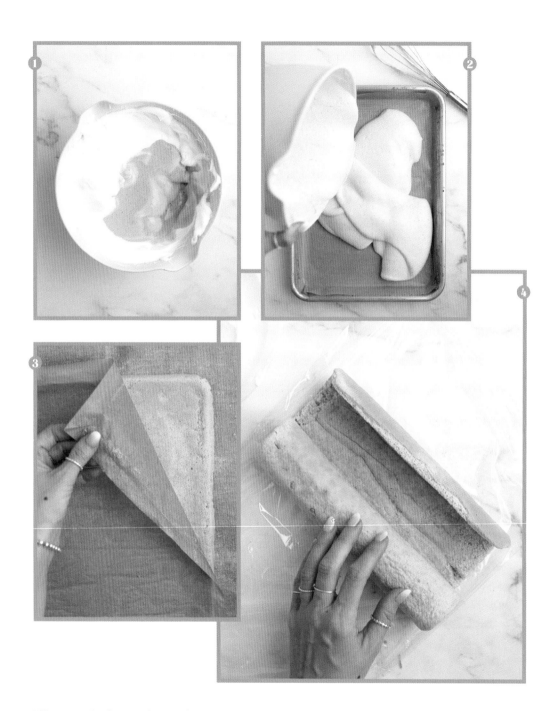

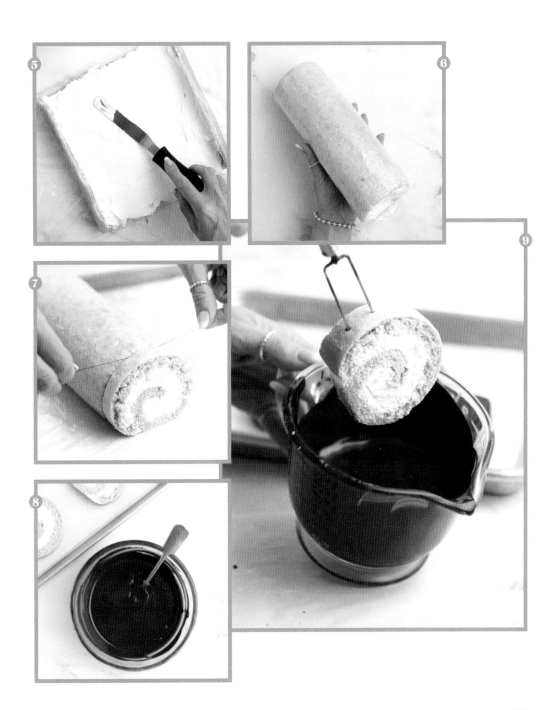

Polos «flash» de frutas

Desbloqueando recuerdos de infancia. En el congelador de casa, en verano, siempre teníamos polos, ¡era un básico! Eso sí, si ahora me pusiera a leer los ingredientes, me asustaría. Por eso, estos polos de fruta caseros son una mejor opción. Si tienes peques, estarán encantados.

Ingredientes

- frambuesas congeladas
- melocotones
- cerezas

Elaboración

1. Prepara tus bolsas para polos *flash*. Puedes comprarlas fácilmente, pero asegúrate de que no lleven bpa (bisfenol A).
2. Ahora ya solo tienes que triturar tus frutas favoritas (sandía, kiwi, fresas... ¡tú decides!) y rellenar las bolsas hasta la línea de máximo. Métalas en el congelador.
3. No hace falta que añadas nada más si las frutas que has elegido tienen un alto porcentaje de agua en su composición.
4. Para triturar, yo utilizo mi procesadora, y la cantidad de fruta que uses es libre.
5. Puedes añadir algún endulzante si quieres aumentar el dulzor de los polos.
6. En muchas ocasiones les añado proteína en polvo neutra para darles ese plus de proteína y convertirlos en muchas de mis meriendas de verano. ¡Deeeliciosos!

TIPS
- En el caso de las frambuesas congeladas, una vez que las trituro, cuelo sus semillas. Pero esto es opcional. Me gustan más las congeladas, pero puedes usarlas frescas si lo prefieres.

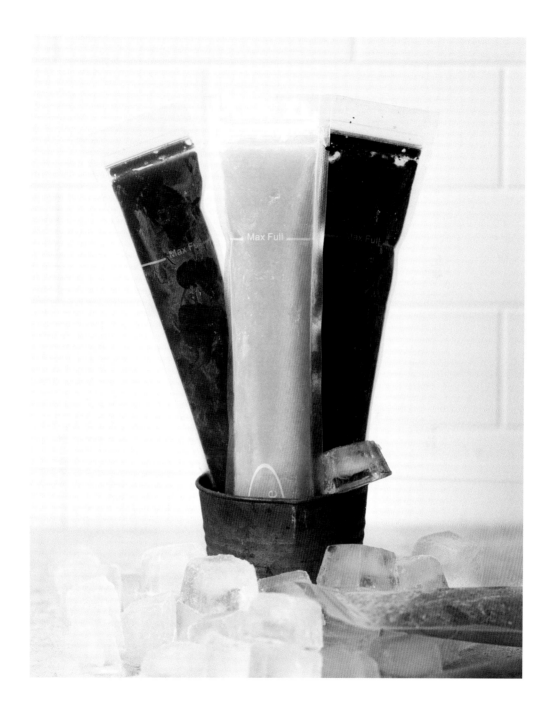

«Pound cake» de canela

Si eres amante de los cinnamon rolls o simplemente de la canela, esta es tu receta.

Molde de acero de 18,5 × 9,5 cm

Ingredientes

- 4 huevos L a temperatura ambiente
- 70 g de eritritol
- 120 ml de bebida de almendras o yogur natural
- esencia de vainilla o pasta de vainilla
- 60 g de aceite de coco fundido o mantequilla sin sal
- 200 g de harina de almendras
- 30 g de harina de coco
- 8 g de levadura, polvo de hornear

Para el remolino de canela

- 40 g de eritritol (he usado del dorado, el que simula el azúcar moreno, pero puede ser eritritol normal)
- 5 g de canela de Ceilán

Para el glaseado

- 20 g de eritritol en polvo
- 10 ml de bebida de almendras o nata

Elaboración

1. Precalienta el horno a 180 °C.
2. Por un lado, con una batidora, bate los huevos hasta que doblen su tamaño y blanqueen.
3. Añade los 70 g de eritritol y mezcla 2 minutos más.
4. Seguidamente, agrega la bebida de almendras, la vainilla y el aceite de coco fundido.
5. Incorpora los ingredientes secos y mezcla hasta que quede homogéneo. Reserva 5 minutos.
6. En un vasito junta la canela y el eritritol para el remolino.
7. Coloca la mitad de la mezcla de bizcocho en el molde (si no es antiadherente, pon papel vegetal) y espolvorea la mitad del preparado de canela. Añade el resto del bizcocho y termina con el resto de preparado de canela. Con un cuchillo, haz unos remolinos para darle esa forma en el interior.
8. Hornea durante 45-50 minutos. Tapa el pastelito con papel de aluminio sobre el minuto 30 para evitar que se queme mucho por arriba.

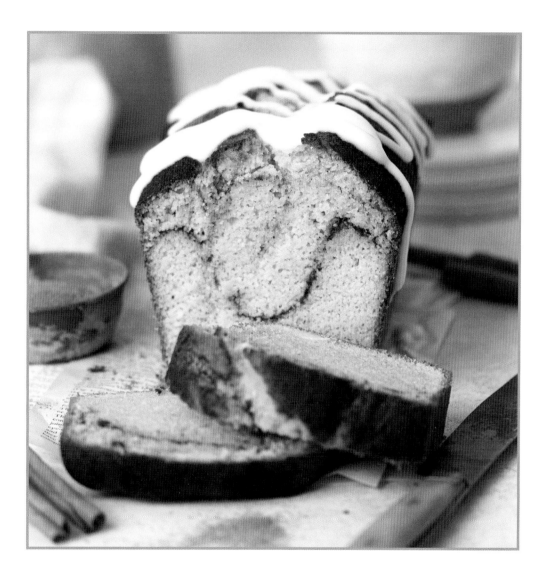

9. Deja enfriar por completo y, por último, de forma opcional..., ¡vamos a por el glaseado!

10. Mezcla los 20 g de eritritol con 10 ml de bebida de almendras o nata. Ajusta según el espesor que quieras. Puedes añadir vainilla líquida o incluso sustituir los 20 g de eritritol en polvo por proteína en polvo con sabor a vainilla 💡.

«Pound cake» de naranja y almendras

Quien dice de naranja... dice de limón, también. No hay problema si quieres cambiarlo. Te traigo un pound cake sabroso, húmedo, que desaparecerá enseguida.

Molde de acero antiadherente
de 18,5 × 9,5 cm

Ingredientes

- 4 huevos X/XL a temperatura ambiente
- 70 g de eritritol
- 50 ml de aceite de oliva virgen extra suave
- 80 ml de naranja exprimida
- 40 ml de bebida de almendras, bebida vegetal o leche
- esencia de vainilla o pasta de vainilla
- ralladura de 1 naranja
- 200 g de harina de almendras
- 30 g de harina de coco
- 8 g de levadura o polvo de hornear

Para la cobertura de yogur (opcional)
- 80-100 g de yogur griego o de *quark*
- 20 g de eritritol en polvo
- un chorrito de naranja exprimida

Elaboración

1. Precalienta el horno a 180 °C, con calor arriba y abajo y sin ventilador.
2. Por un lado, con una batidora, bate los huevos hasta que doblen su tamaño y blanqueen.
3. Añade el eritritol y mezcla 2 minutos más.
4. Incorpora el aceite de oliva, la naranja exprimida, la ralladura de la naranja, la bebida vegetal o leche y la vainilla.
5. Incorpora los ingredientes secos y mezcla hasta que quede una masa homogénea. Reserva a un lado 5 minutos para que se humedezcan bien las harinas.
6. Prepara tu molde y vierte la mezcla.
7. Hornea durante 45-50 minutos. Tapa con papel de aluminio sobre el minuto 30-35 para evitar que se queme mucho por arriba.
8. Sácalo, desmolda y, cuando esté completamente frío, puedes añadirle la cobertura de yogur, pero es totalmente opcional. Para hacerla, solo debes mezclar los ingredientes y listo.

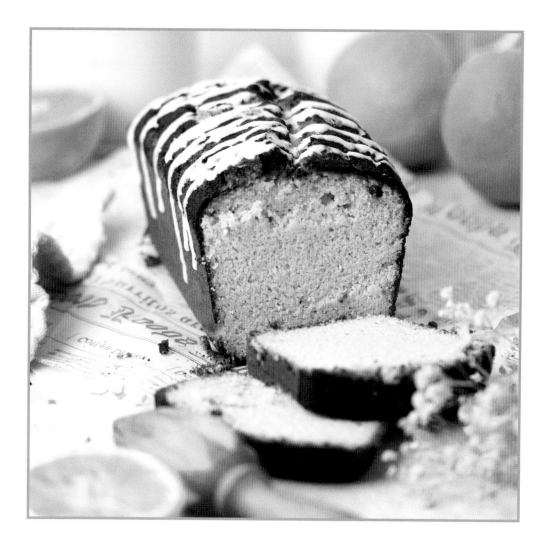

- Puedes sustituir los 200 g de harina de almendras y los 30 g de harina de coco por 120 g de harina de avena neutra y 80 g de harina de almendras. En el caso de alguna alergia a la almendra, puedes usar solo harina de avena neutra (220 g).
- El aceite de oliva puedes sustituirlo por la misma cantidad de mantequilla sin sal o por aceite de coco.

- Puedes congelar perfectamente tu *pound cake* de naranja y almendras. Haz porciones y envuélvelas en film transparente antes de meterlas en el congelador.
- También puedes hacer el bizcocho en un molde de 20 x 10 cm, te quedará un pelín más bajo y ancho, pero igualmente rico. Tan solo ten en cuenta que quizá al minuto 40-45 de horno ya esté listo.

«Skillet cookie»

«Fani, de todas tus recetas, ¿cuál es una de tus favoritas 🍪🥄?». Pues esta: la skillet cookie

con relleno de cacahuete y supersaludable.
Sartén de hierro fundido de 13 o 15 cm
o fuente de barro

Ingredientes

- 50 g de harina de avena neutra
- 50 g de harina de almendra
- ½ cucharadita de levadura
- 40 ml de aceite de coco o de oliva, de mantequilla sin sal o de *ghee*
- 1 huevo L + 1 yema
- 1 cucharadita de extracto de vainilla
- endulzante líquido al gusto
- 1 cucharada de cacao negro alcalino (o normal)
- 60 g de onzas de chocolate
- 2 cucharadas de mantequilla de cacahuete o crema de avellanas y chocolate (página 26)
- Opcional: 20 g de proteína de vainilla

Elaboración

1. Precalienta el horno a 150 °C.
2. En un bol mezcla las harinas, la proteína y la levadura. Añade el aceite de coco derretido, el huevo, la yema, la vainilla y el endulzante al gusto.
3. Mezcla muy bien hasta que todo quede bien integrado y se forme una masa.
4. Separa en dos partes iguales la masa y a una de ellas añádele el cacao en polvo; si quieres, agrega algo más de endulzante, ya que quedará un pelín más amarga por el cacao.
5. A la otra parte agrégale las onzas de chocolate troceadas, al gusto. Yo hago un mix de algunos sin azúcares añadidos.
6. Coge la sartén de hierro fundido, límpiala con una servilleta y úntala con aceite de coco o de oliva.
7. Cubre primero la base de la sartén con la masa de cacao (ayúdate de los dedos húmedos aplastando) y sube un poco por los laterales.

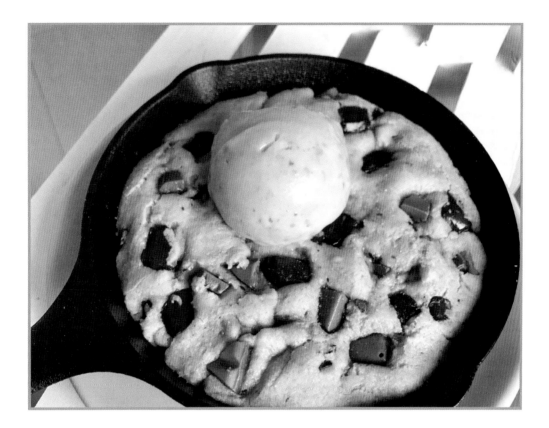

8. Añade la mantequilla de cacahuete (o la crema de avellanas y chocolate) cubriendo la base de masa de cacao y recúbrelo todo con la otra parte de masa con trozos de chocolate, de nuevo con ayuda de las manos (te recomiendo que lo hagas como si fuera una pizza, extendiéndola antes de cubrir, ya que no es líquida).

9. Lleva al horno 6 minutos... ¡y lista!

TIPS

- Puedes servirla con un helado casero. El contraste es brutal. Yo le pongo un «falso helado de plátano»: trituro un plátano congelado en rodajas con 60 g de queso crema y luego lo mezclo en un bol con 20 g de chocolate blanco fundido sin azúcares añadidos.
- No es necesario incluir el relleno de crema de cacahuete (o la crema de avellanas y chocolate) o hacer la masa con la mitad de sabor a cacao.
- La temperatura del ambiente es clave aquí. Si la masa te queda muy pegajosa, envuélvela en papel film y métela en el frigorífico un rato para que así puedas manejarla mejor. De esta forma, el aceite de coco o la mantequilla se enfriará.

Snickers® caseros

Aquí te presento mi versión más saludable y sin horno. Adoro prepararlos y tenerlos en el congelador listos... Son una delicia y un peligro 😂. Están en mi top 10 de recetas y es una de las recetas que hice en talleres presenciales de 2017 y 2018. A mí no me gusta el dátil, pero en esta combinación es otro rollo y ni te enteras de que está.

Para 16 barritas
Molde de 23 × 14 cm

Ingredientes

Para la base

- 75 g de harina de avena neutra
- 100 g de crema de cacahuete suave y fluida
- endulzante al gusto
- una pizca de sal
- Opcional: un toque de proteína

Elaboración

1. Mezcla todos los ingredientes.
2. Debe quedar una consistencia de galleta desmenuzada con mantequilla, como cuando hacemos una tarta con base, sin llegar a estar demasiado seca. Aquí las cremas de cacahuete influyen debido al espesor de cada una, por eso te recomiendo que primero pongas en el bol la crema de cacahuete y poco a poco vayas añadiendo y mezclando la harina de avena. Yo le puse el toque de proteína y endulzante al gusto líquido.
3. Amasa con las manos para que te sea más fácil integrar los ingredientes y prueba un poquito para ver qué tal de dulzor. Coloca en el molde forrado con papel vegetal, aplastando muy bien por toda la base.

TIPS

- La capa de dátil tarda mucho en congelarse del todo, así que asegúrate de que esté bien congelada antes de cubrirla con chocolate. Ten todo listo antes de hacerlo, no cometas el error de sacar el molde del congelador y luego fundir el chocolate. Si preparas la receta en pleno verano y con temperaturas altas, ten en cuenta que enseguida se te ablandará.
- Estas barritas son ideales para guardar en el congelador durante un mínimo de 3 meses (si duran 😅). Con sacarlas 5-10 minutos antes de comértelas es suficiente.

Para el relleno

- 100 g de dátiles Medjoul o puedes hacer mi receta de caramelo salado (página 20)
- 120 ml de agua templada
- 30 g de crema de cacahuete
- 5 ml de vainilla líquida
- 50 g de cacahuetes sin sal
- una pizca de sal

Elaboración

1. Tritura los dátiles deshuesados con el agua templada, sal y vainilla.
2. Seguidamente, incorpora la crema de cacahuete y extiende la mezcla sobre la base. Añade cacahuetes sin sal.
3. Mete en el congelador un mínimo de 8 horas o mejor una noche entera antes de cubrir con chocolate.

Para la cobertura

- 100 g de chocolate de tu preferencia
- 10 g de aceite de coco fundido

Elaboración

1. En el microondas, funde el chocolate junto al aceite de coco.
2. Con un vaso estrecho y alto baña una a una las barritas enteras previamente troceadas o cubre solo la cara superior de la lámina y más tarde trocea.

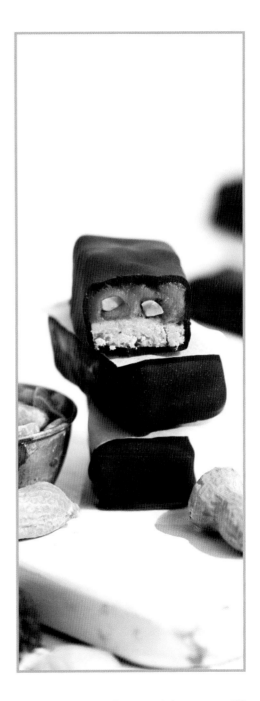

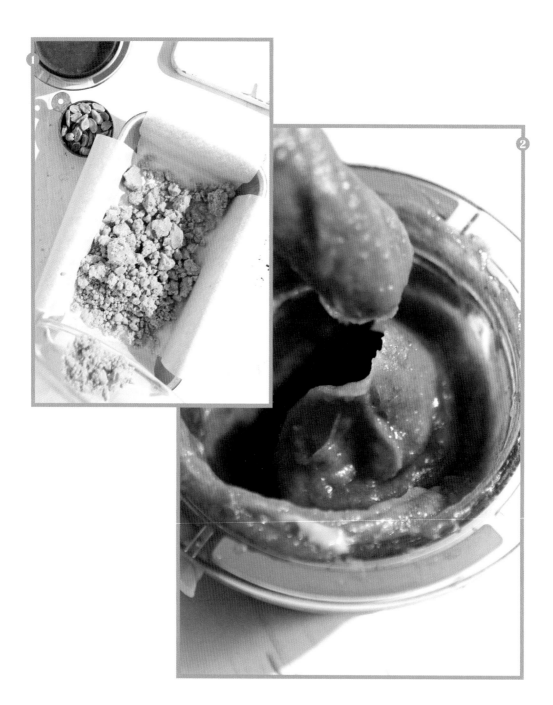

Cocina bonito, cocina sano

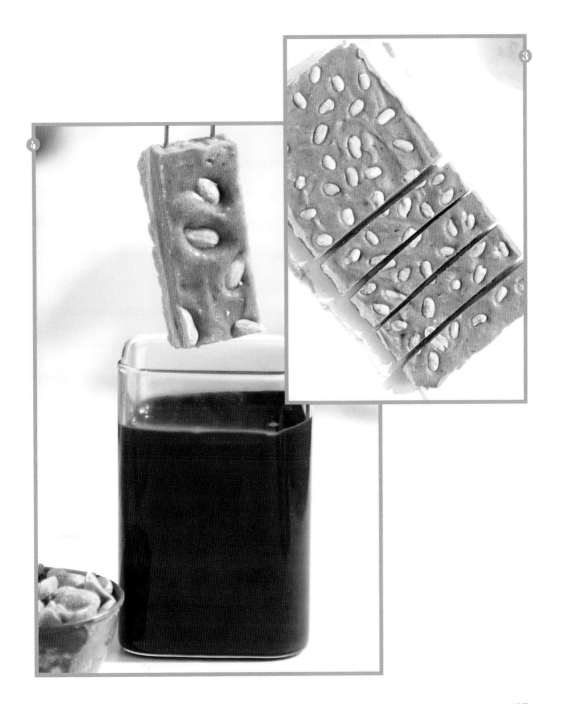

Tableta fría de Kinder® chocolate

Si la crema sola está de vicio, te aseguro que esta tableta es doble vicio y resulta superfácil de hacer. Es una de esas recetas que debes conservar en el congelador o en el frigorífico. ¡A mí me encanta directamente del congelador!

Molde de silicona para tableta
  de chocolate

Ingredientes

- 125 g del chocolate de tu preferencia (te sobrará)
- crema casera sabor Kinder® (página 22)
- obleas para helados (que no lleven azúcar añadido)

Elaboración

1. Funde el chocolate y cubre la base del molde de silicona. Como ves en la imagen, yo lo hago así para que quede uniforme y más bonito. Si lo haces «pintando», al final queda irregular.
2. Voltea el molde sobre papel vegetal para eliminar el exceso de chocolate (luego este chocolate lo puedes verter en un vaso para reutilizarlo en otras recetas).
3. Congela durante apenas 5 minutos y cuando esté congelado rellena con la crema sin llegar al borde.
4. Coloca encima de la crema un par de obleas y congela de nuevo. Esta vez durante unos 15 minutos.
5. Cubre las obleas con chocolate para «cerrar» la tableta y vuelve a congelar.
6. Desmolda y devora.

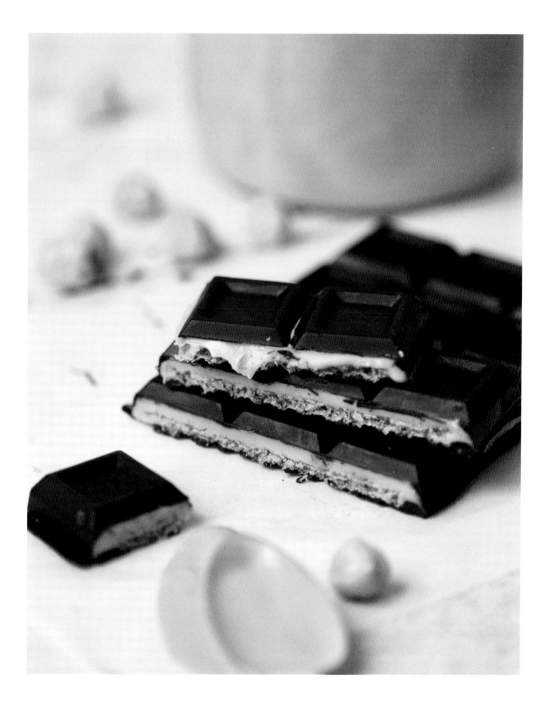

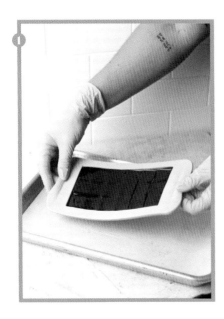

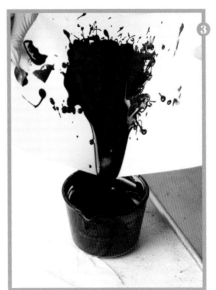

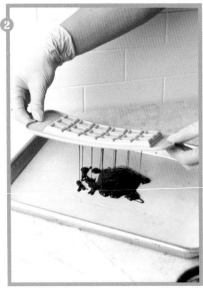

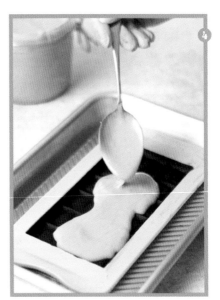

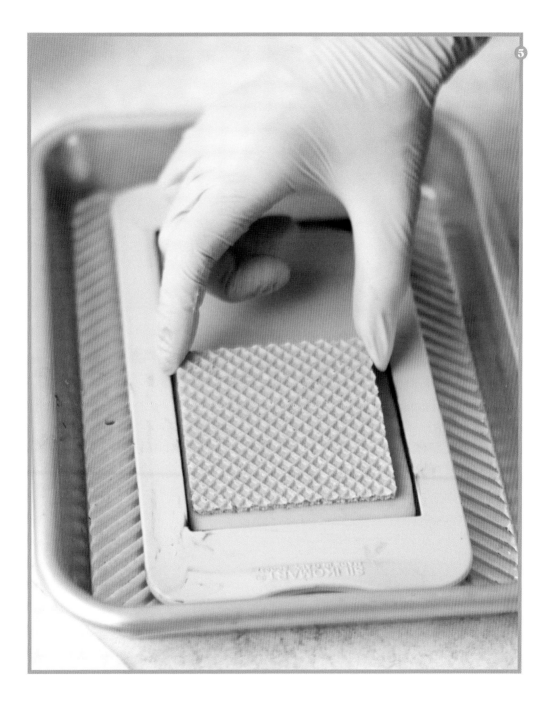

Tarta tres chocolates

Un clásico que siempre ha estado presente en muchos de mis cumpleaños. Perfecta para quedadas con amigos, para una celebración o para lo que quieras. Además, puedes hacerla en vasitos y servirla de forma individual. ¡Aquí te dejo mi versión!

Para 8 raciones
Molde de 15 cm

Ingredientes

Para la base
- 150 g de galletas sin azúcar ni edulcorantes o 100 g de harina de almendras + 50 g de harina de avena
- 40 g de mantequilla pomada o aceite de coco fundido
- una pizca de sal
- endulzante al gusto

Para la capa de chocolate negro
- 100 g de chocolate negro 85 %
- 100 ml de nata
- 50 ml de bebida de almendras
- 2 láminas de gelatina
- Opcional: 5 g de proteína en polvo Iso® chocolate

Para la capa de chocolate con leche
- 100 g de chocolate con leche sin azúcares añadidos
- 100 ml de nata
- 50 ml de bebida de almendras
- 2 láminas de gelatina
- Opcional: 5 g de proteína en polvo Iso® chocolate

Para la capa de chocolate blanco
- 100 g de chocolate blanco sin azúcares añadidos
- 100 ml de nata
- 50 ml de bebida de almendras
- 2 láminas de gelatina

TIPS
- No tengas prisa en hacerla, sigue cada paso y deja enfriar bien cada capa antes de ponerte con la siguiente.
- Yo uso el molde de silicona desmontable de Lékué, que va ideal porque evita que la tarta se pegue.
- Con estas mismas cantidades podrías hacer 4 vasitos/ramequines de forma individual.

Elaboración

1. Tritura las galletas junto a la mantequilla, la sal y el endulzante (yo lo uso líquido) y mezcla bien. Cubre la base de tu molde con la masa resultante aplastándola bien y mete en el frigorífico.

2. Para cada capa de chocolate, sigue el mismo procedimiento: pon las láminas de gelatina en agua fría para que se hidraten durante unos minutos. Funde el chocolate con la nata (puedes hacerlo al baño maría o en pequeñas tandas al microondas con cuidado de que no se te queme).

3. Calienta la bebida de almendras y funde en ella las láminas de gelatina que tenías hidratando hasta que se disuelvan. Añade al chocolate fundido y mezcla muy bien. Por último, de forma opcional, agrega la proteína en las capas de chocolate negro y chocolate con leche. Le da un toque extra que a mí me encanta, pero es normal que no tengas en casa.

4. Coloca sobre la base de galletas la primera capa de chocolate y guarda en la nevera 1 hora al menos para que dé tiempo de que se enfríe y puedas poner la siguiente capa con cuidado sin que se unan. Repite el mismo procedimiento hasta colocar las tres capas.

5. Déjala enfriar en la nevera y sírvela al día siguiente... ¡Desaparecerá en un suspiro!

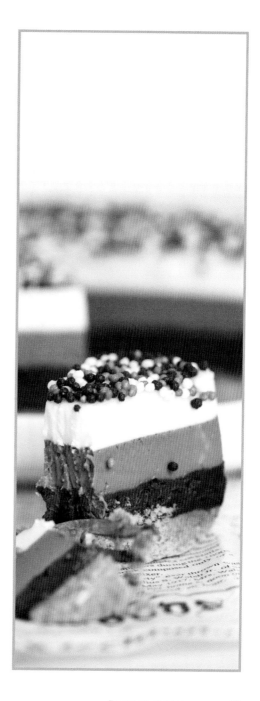

Tarta a capas de pistacho y choco blanco

Moldes de aluminio de 15 cm

Ingredientes

- 2 huevos talla L
- 120 g de harina de almendras
- 50 g de harina de avena neutra
- 70 g de harina de pistacho (pistachos naturales sin sal triturados)
- 100 ml de aceite de oliva suave, tipo arbequina
- 125 g de eritritol
- 120 ml de *buttermilk* (bebida de almendras o leche y 5 ml de limón exprimido)
- 7 g de levadura o polvo de hornear
- 10 ml de esencia o pasta de vainilla
- una pizca de sal
- Opcional: pistachos naturales para decorar
- Opcional: un colorante natural verde para darle más color

Para el relleno

- Usa mi crema para rellenar tartas (página 28), pero sustituye el chocolate negro por uno blanco sin azúcares añadidos.

Elaboración

1. En un vaso, prepara el suero de mantequilla *(buttermilk)* mezclando con una cuchara 120 ml de bebida vegetal y 5 ml de limón exprimido. Deja que repose 10 minutos.
2. En un recipiente pon las harinas, la levadura y la sal. Mezcla y reserva.

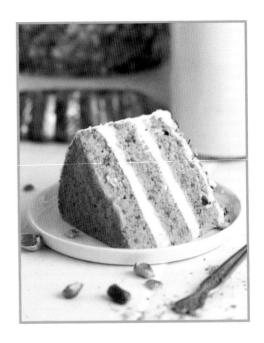

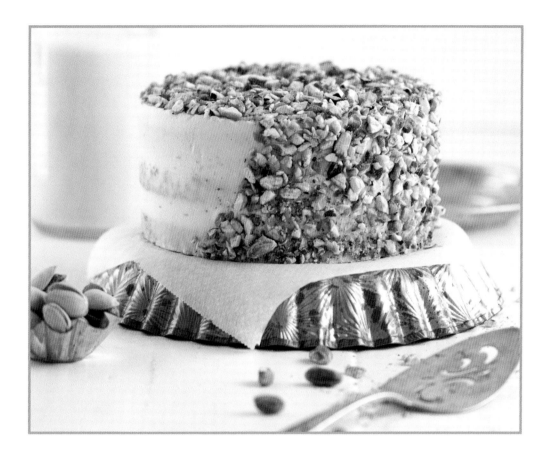

3. En otro recipiente bate los dos huevos hasta que se suavicen y doblen un poco su tamaño (aproximadamente, 2 minutos).

4. Añade entonces el aceite de oliva, el eritritol, el *buttermilk* y la vainilla y vuelve a mezclar.

5. Integra con los ingredientes secos hasta que no queden grumos y deja reposar 10 minutos mientras se precalienta el horno a 180 °C. En esta receta hice tres capas. Pesé la mezcla, la dividí en tres y horneé 15 minutos cada una (en mi horno caben las tres bases).

6. Al terminar, deja que se enfríe un poco (5 minutos) y desmolda.

7. Una vez las capas estén completamente frías, rellena y decora con mucho mimo y amor ☺ con unos pistachos naturales, por ejemplo, que puedes poner por fuera, tal como se ve en la foto.

Tarta de boniato saludable

Es una de las más conocidas de mi cuenta de Instagram desde 2017. La hacéis mucho y sé que os encanta, y en algún taller la pudisteis probar hecha por mí 👨‍🍳. En el hashtag #edeandboniato en Instagram, se pueden ver algunas de vuestras creaciones 🖤.

Molde de 15 o 20 cm desmontable

Ingredientes

Para la base

- 50 g de harina de avena neutra
- 50 g de harina de almendras
- 20 g de proteína en polvo Iso® sabor vainilla o similar
- 35 g de aceite de coco derretido o mantequilla sin sal
- una pizca de sal
- endulzante al gusto (yo lo pongo líquido)

Para el relleno

- 350-400 g de boniato
- 50-60 g de proteína especial recetas (uso una especial para la tarta de boniato, combo de caseína/Whey®. Su sabor a canela y galleta es brutal)
- 2 huevos L/XL
- 5 g de canela en el caso de no usar la proteína de ese sabor

Elaboración

1. Precalienta el horno a 180 °C.
2. Mezcla los ingredientes de la base, vierte en el molde y hornea unos 8-10 minutos. Reserva.
3. Por otro lado, tritura el boniato ya asado, los huevos y la proteína en polvo. Endulza si quieres, pero el boniato y la proteína ya son dulces. Cubre la base con el relleno.
4. Hornea 25-28 minutos a 180 °C.
5. Deja enfriar la tarta sobre la encimera y métela unas horas en la nevera antes de desmoldar y servir. Yo acostumbro a esperar 4 horas o la sirvo al día siguiente para que la base quede más compacta y no se rompa.

TIPS

- «Fani, no tengo esa proteína, ¿cuál pongo?».
- En estos casos, recomiendo usar alguna proteína con sabor a vainilla y añadir la canela que indico en los ingredientes.
- Si no quieres poner proteína en polvo, haz lo siguiente: bate a punto de nieve las dos claras de huevo y tritura las dos yemas con el boniato. De forma envolvente, junta las claras con la mezcla del boniato y la yema, y aquí posiblemente querrás añadirle endulzante, ya sea eritritol o pasta de dátil al gusto.
- En la base, sustituye la proteína por 20 g más de harina de almendras o de avena.

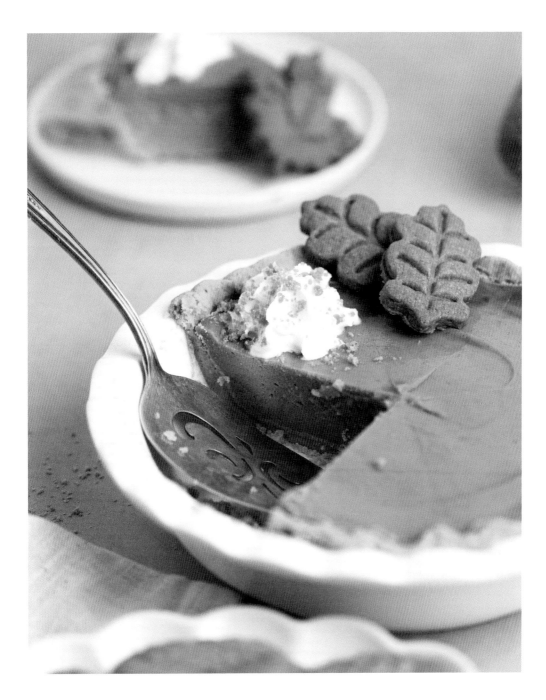

Tarta de chocolate

Te traigo una receta para ocasiones especiales y para los amantes del chocolate.

Moldes de 15 cm de diámetro × 3 cm de alto

Ingredientes

- 210 g de harina de avena neutra tamizada
- 55 g de cacao en polvo desgrasado
- 150 g de eritritol
- 80 ml de café ya preparado y a temperatura ambiente (sirve para intensificar el sabor del chocolate)
- 3 huevos L/XL a temperatura ambiente
- 80 ml de aceite de oliva virgen extra suave
- 210 ml de *buttermilk* (200 ml de bebida de almendras sin azúcar + 10 ml de limón o vinagre)
- 10 g de levadura en polvo
- 3 g de bicarbonato sódico
- una pizca de sal
- crema de chocolate (ver la página 28) para el relleno

Elaboración

1. En un recipiente mezcla los ingredientes secos, excepto el eritritol.
2. En otro, bate los 3 huevos hasta que espumen durante un par de minutos. Añade el eritritol y vuelve a batir bien.
3. Una vez que los huevos y el eritritol queden bien integrados, pon el café, el aceite de oliva, la vainilla y el *buttermilk* y vuelve a mezclar.
4. Añade poco a poco los ingredientes secos a los húmedos, sin dejar de remover, hasta que quede una mezcla homogénea y sin grumos.
5. Pesa la masa resultante y divídela en dos o tres partes. Yo la dividí en tres para hacer una tarta de tres capas. Hacemos esto para que queden todas del mismo grosor. Además, así se cocinan antes.
6. Prepara tus moldes de aluminio cubriendo cada base con papel vegetal y vierte lo que toque por capa.
7. Con el horno precalentado, con calor arriba y abajo y sin ventilador, hornea las capas durante 20 minutos hasta que al pinchar con un palillo este salga limpio. Según el grosor que dejes o el número de capas que hayas decidido hacer, la cocción tardará más o menos tiempo, por eso te recomiendo tocar la masa suavemente con las yemas para saber si está lista.

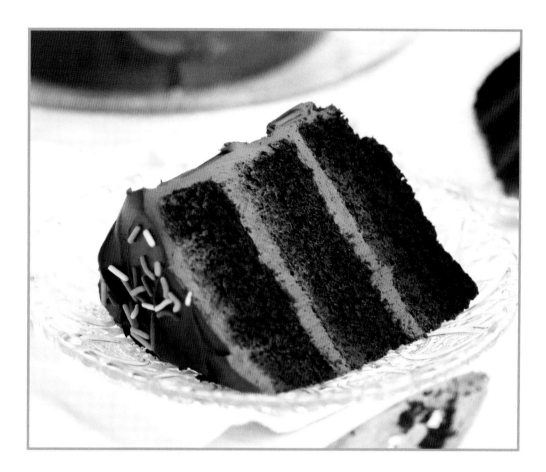

8. Deja enfriar las capas sobre la encimera durante 15-20 minutos antes de desmoldar y luego colócalas al revés sobre una rejilla para que se enfríen.

9. Cuando estén completamente frías, si la parte superior no te ha quedado recta, puedes cortar con un cuchillo para dejarla más lisa.

10. Entre capa y capa pon mi crema de chocolate para tartas.

11. Ayúdate con una manga pastelera para hacerlo de forma más precisa sin tener que «restregar» las bases, así la tarta te quedará más bonita y habrá menos peligro de que se te rompa.

TIPS

- Monta la tarta cuando las capas y la crema de chocolate estén completamente frías. No lo hagas en caliente porque se te desmontaría el pastel.
- Lo ideal es preparar las bases o capas el día antes.

Tarta de la abuela

Una tarta sin horno que suele ser la favorita de muchas personas. La versatilidad de este postre hace que sea una de las tartas más populares y que ha marcado más de una infancia.

Molde rectangular de 19 × 14 cm desmontable de silicona o una fuente rectangular

Ingredientes

Capa de crema pastelera
- 450 ml de bebida de almendras sin azúcar
- 4 yemas de huevo
- 55 g de eritritol en polvo
- 50 g de maicena
- 1 ramita de canela
- 1 trozo de piel de limón y otro de piel de naranja
- 1 cucharadita de vainilla

Capa de chocolate
- 150 ml de leche evaporada o nata
- 150 g de chocolate 72 % cacao o superior

Capa de galletas
- 1 paquete de galletas sin azúcares añadidos (aproximadamente 20 galletas)
- 300 ml de bebida de almendras para bañarlas

Elaboración

1. Comienza preparando la crema pastelera en el microondas o en una olla. Yo la preparo en el microondas.
2. En un bol mezcla las yemas, la maicena, el eritritol en polvo y la vainilla. Añade 50 ml de la bebida de almendras y vuelve a mezclar. Reserva.
3. En otro bol apto para microondas integra los 400 ml de bebida de almendras restantes, la canela y la piel de limón y naranja. Mete entonces al microondas 2 minutos a máxima potencia y deja que repose 5 minutos.
4. Cuela la preparación anterior e integra con la mezcla que tienes reservada.
5. Mete de nuevo al microondas 2 minutos a máxima potencia. Saca y remueve. Verás que ha espesado un poco.
6. Mete otro minuto, saca y remueve hasta que espese por completo. Reserva la crema pastelera tapándola con film transparente para que la capa de arriba no se seque. Si aun así se secara, tritura o cuela todo de nuevo para eliminar grumitos.

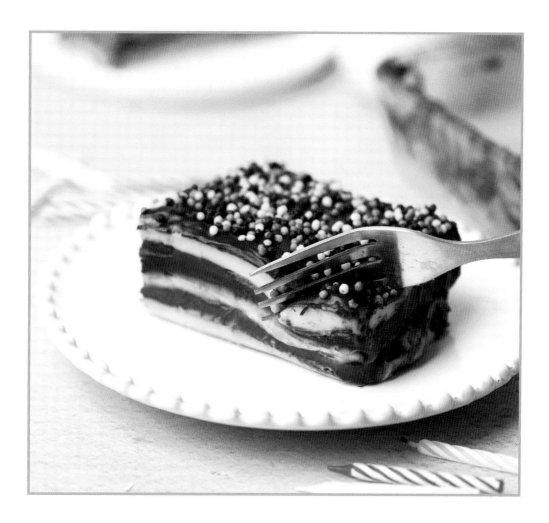

7. Para la capa de chocolate, calienta la leche evaporada en el microondas 60-90 segundos y añade el chocolate troceado para que se funda mezclando con unas varillas.

8. Ya solo te queda montar la tarta. Empieza mojando unas galletas en bebida de almendras y cubre la base de tu molde.

Seguidamente, ve alternando capas de crema pastelera y de galletas hasta terminar con la de chocolate.

9. Mete en el frigorífico al menos 6 horas o mejor una noche entera.

TIPS
• A mí me gusta poner una capa de chocolate entremedias también.

Tarta de queso sabor «cinnamon roll»

¿Quién es fan de la tarta de queso? ¿Y de los cinnamon rolls? ¡Pues imagina el sabor de este postre! Yo la hago en un molde rectangular y sin base, pero puedes adaptarla a un molde redondo.

Molde de 18 cm

Ingredientes

Para la tarta de queso

- 350 g de queso crema *light* a temperatura ambiente
- 100 ml de nata para montar o 100 g de yogur griego bien espeso o *quark*
- 65 g de eritritol pulverizado o endulzante al gusto
- 10 ml de pasta de vainilla o vainilla líquida/extracto de vainilla
- 2 huevos talla L
- Opcional: 80 g de queso crema
- Opcional: 20 ml de bebida vegetal
- Opcional: 15 g de eritritol en polvo

Para el remolino de canela

- 50 g de alulosa (si lo prefieres, puedes usar la misma cantidad de eritritol en polvo, azúcar de coco o dátil en polvo)
- 5 g de canela de Ceilán en polvo
- 25 ml de aceite de coco fundido o mantequilla sin sal

Elaboración

1. Mezcla muy bien todos los ingredientes de la tarta de queso, excepto los huevos.
2. Ahora añade los 2 huevos ligeramente batidos y mézclalo todo con suavidad utilizando un batidor de mano sin meter mucho aire. Reserva.
3. Para hacer el remolino, mezcla en un vasito la alulosa, la canela y el aceite de coco fundido. (Yo estoy usando bastante alulosa en mis recetas porque no deja ese posible sabor frío/mentolado y se funde mejor que el eritritol, aunque, si lo prefieres, puedes utilizar eritritol, azúcar de coco, dátiles en polvo o pasta de dátiles haciendo una cremita).
4. Vierte la mezcla de la tarta de queso en el molde forrado con papel vegetal, coloca remolinos (o «pegotes») de canela dentro de la masa y, con el horno precalentado a 180 °C con ventilador, hornea 25-30 minutos. Deja enfriar 4 horas antes de servir y, de forma opcional, decora el pastel con un glaseado.

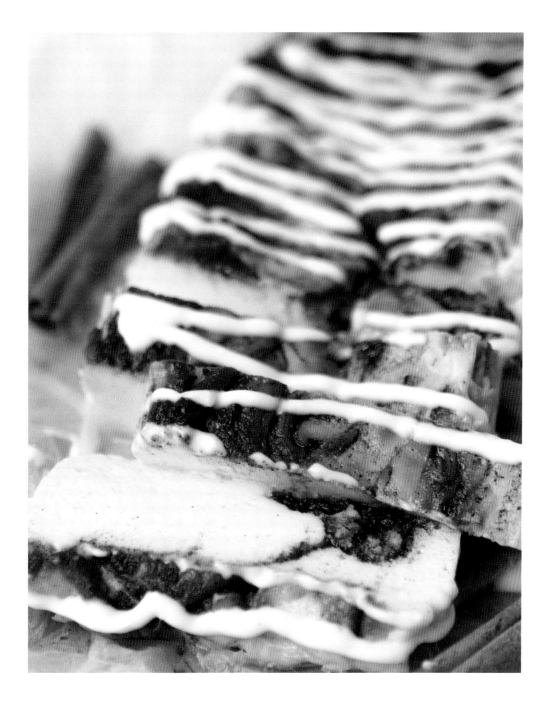

Tarta de vainilla en 5 minutos

Te enseño a preparar rápidamente esta tarta clásica de vainilla. Solo necesitas 5 minutos de microondas y ¡puedes decorarla como quieras! 😋 ¡Te salvará de un apuro y es superfácil de hacer!

Molde de 15 cm desmontable de Lékué

Ingredientes

- 3 huevos talla L
- 25 ml de aceite de oliva virgen extra del suave, tipo arbequina
- 60 g de yogur natural
- 75 g de eritritol o endulzante al gusto
- 5-10 ml de vainilla líquida
- 90 g de harina de arroz o de avena
- 10 g de proteína Whey® sabor a vainilla (ideal) o 10 g más de harina
- 6 g de levadura/polvo de hornear

Elaboración

1. Con una batidora, bate los huevos durante un par de minutos. Han de doblar su tamaño y quedar espumosos.
2. Añade el eritritol, el yogur, el aceite de oliva virgen extra y la vainilla y vuelve a batir.
3. Por último, incorpora el resto de los ingredientes y, una vez bien integrados, vierte la mezcla en el molde.
4. Mete en el microondas 5 minutos (según el microondas puede ser un minuto menos o más; no dejes de comprobarlo).
5. Desmolda y deja enfriar antes de poner una cobertura de chocolate.
6. Yo utilicé mi receta de crema de chocolate (página 28), que también uso para rellenar mis tartas de capas 😋.

TIPS
- Puedes sustituir el yogur por otro ingrediente similar: queso fresco batido, *quark*, *skyr*, un yogur de proteínas o vegetal.
- En lugar de aceite de oliva, usa, si lo prefieres, mantequilla sin sal o *ghee*.
- Puedes prescindir de la cobertura y hacerla sin nada.

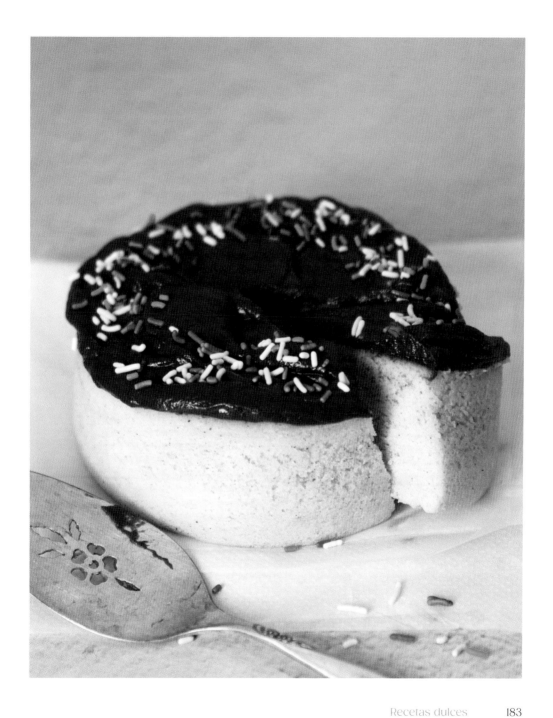

Tarta de zanahoria 🥕 (mi versión mejorada 😋)

Fue otra de las primeras recetas que quise versionar en mis inicios en Instagram y que con el paso de los años he ido mejorando. Es una maravilla y nunca defrauda.

2 moldes de 15 cm

(o 1 y hornear dos veces)

Ingredientes

- 4 huevos talla L/XL
- 170 g de zanahoria rallada fina
- 100 g de harina de almendras
- 55 g de harina de avena neutra
- 90 g de eritritol
- 50 ml de aceite de oliva virgen extra, tipo arbequina
- 5 g de bicarbonato sódico
- un poco de nuez moscada
- nueces troceadas al gusto
- canela
- vainilla
- una pizca de sal

Elaboración

1. Comienza batiendo los huevos hasta que blanqueen y doblen algo su tamaño. Seguidamente, añade el eritritol, el aceite de oliva y la vainilla. Vuelve a batir.

2. Integra bien e incorpora los ingredientes secos (yo los tenía preparados en un bol), excepto las nueces.

3. Por último, agrega las nueces al gusto y la zanahoria rallada (yo siempre le quito humedad a la zanahoria con papel de cocina antes de incorporarla).

4. Divide la mezcla en dos partes iguales (para hacer dos capas) y coloca una parte en cada molde (yo uso moldes de aluminio para que el calor se distribuya de forma uniforme y pongo papel vegetal en la base para que la masa no se pegue).

5. Con el horno precalentado a 180 °C, hornea las dos capas a la vez unos 20-22 minutos con ventilador y calor arriba y abajo. Si decides hacer la tarta sin capas, el tiempo de horno será el doble aproximadamente. Yo prefiero hacerlo así y no partir luego por la mitad para que sea todo menos pringoso. Si quieres tres

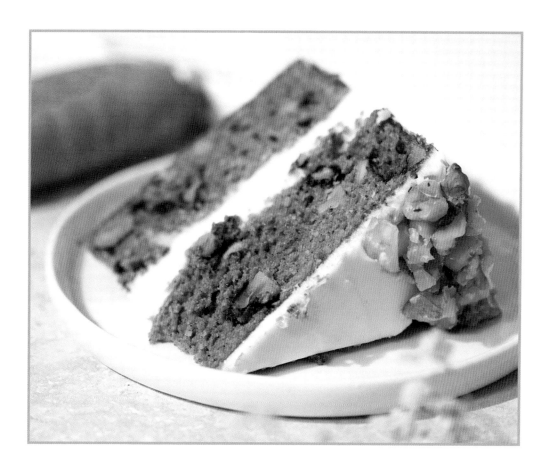

capas, solo tienes que dividir la masa en tres partes iguales y hornear aproximadamente 15-18 minutos cada capa de una sola vez, ya que el grosor es menor.

6. Deja enfriar por completo las capas antes de rellenar y decorar.

7. Para el relleno utiliza la crema de la página 28, pero sustituye el chocolate negro por blanco sin azúcares añadidos. Puedes ayudarte de una manga pastelera para ser más preciso.

8. Es superimportante que tanto el bizcocho como el relleno estén fríos para que no se te desmorone la tarta y la líes 😊.

TIPS
• Te recomiendo preparar tanto el bizcocho como el relleno el día antes de montar la tarta.
• Puedes hacerla utilizando solo harina de avena o solo harina de almendra; también queda muy rica con harina de arroz.

Tortitas de avena y yogur

Perfectas para desayunar un domingo tranquilamente o para merendar viendo Netflix. Acompáñalas con lo que quieras; yo soy muy fan del sirope de arce sin azúcares añadidos o de unas frambuesas congeladas. Quedan muy jugositas. Estoy segura de que las prepararás en más de una ocasión.

Para 2 personas

Ingredientes

- 1 huevo L/XL
- 100 g de yogur griego 0 %
- 100 ml de bebida de almendras sin azúcar
- 135 g de harina de avena neutra
- 8 g de polvo de hornear
- endulzante al gusto
- Opcional: aceite de oliva o mantequilla sin sal

Elaboración

1. Tritura todos los ingredientes muy bien en una procesadora o batidora de mano.
2. Deja reposar la mezcla al menos 30 minutos.
3. Pinta con un poco de aceite de oliva en espray o con mantequilla sin sal la base de una sartén antiadherente y ponla a fuego medio-bajo.
4. Utiliza una cuchara de helado para que te sea más fácil verter la mezcla en la sartén. Cuando salga alguna burbujita por arriba, dale la vuelta y deja 30 segundos más por el otro lado.
5. Haz esto hasta terminar toda la mezcla y luego sirve tus tortitas con tus *toppings* favoritos. ¡Disfruta!

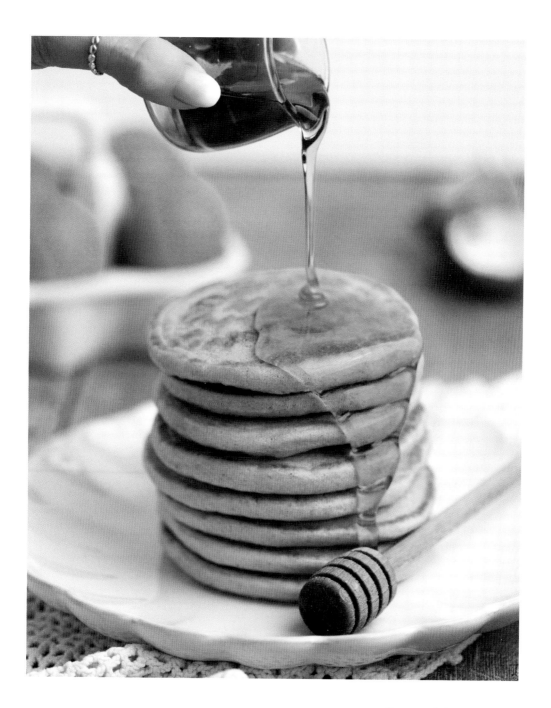

Recetas

saladas

Albóndigas en salsa de boniato y curri

Ingredientes

Para las albóndigas

- 500 g de ternera picada o de pollo picado
- 1 cebolla mediana
- 1 cucharada de mantequilla sin sal o aceite de oliva
- 1 huevo talla L ligeramente batido
- 30 g de harina de almendras / pan *panko* / rebozado de yuca crujiente
- sal y pimienta
- nuez moscada o especias al gusto

Salsa de boniato al curri

- 200 g de boniato asado
- 300 ml de caldo de verduras
- 200 g de leche de coco de lata
- 2 cucharadas de curri de Madrás
- 1 cucharada de tomate concentrado

Elaboración

1. Saltea la cebolla troceada en daditos en una sartén con el aceite de oliva o la mantequilla a fuego medio-bajo hasta que quede transparente. Reserva.
2. Pon todos los ingredientes para hacer las albóndigas en un bol y, con las manos bien limpias o cubiertas con guantes, mézclalos muy bien.
3. Por otro lado, tritura los ingredientes de la salsa y prueba. Puedes sazonar si quieres o añadirle tus especias favoritas.
4. Haz bolitas con la masa de carne y sella bien en la sartén (también puedes hornearlas en horno convencional o en la freidora de aire).
5. Añade la salsa a la sartén de la cebolla y deja que reduzca un poco.
6. Por último, incorpora las albóndigas y asegúrate de que estén bien hechas antes de apagar el fuego. En mi caso, como las había cocinado previamente en el horno, no tuve que esperar más.

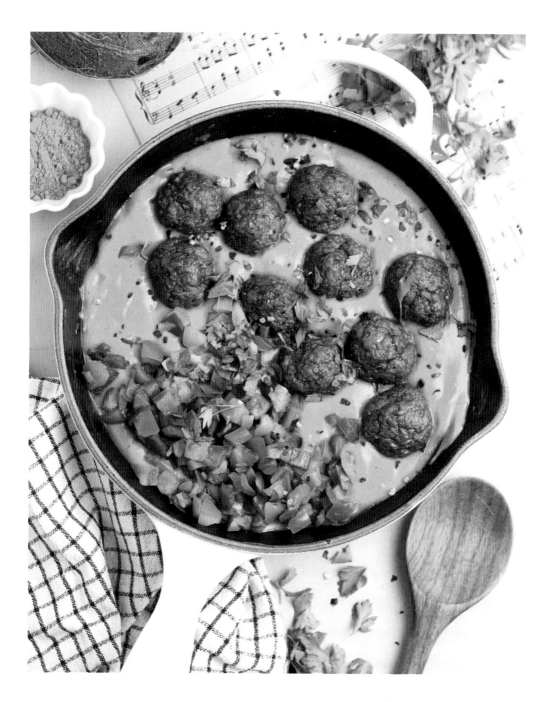

Base de pizza de coliflor

¿Quién pensaba que no le gustaría y al probarla cambió de opinión? Yo estaba así hace años atrás porque ¡no me gusta nada la coliflor!, pero en talleres es la que más gustó.

Ingredientes

- 400 g de coliflor (ya en flores)
- 40 g de queso rallado (yo lo uso sin lactosa)
- 1 huevo talla L
- una pizca de sal
- sazonadores al gusto

Elaboración

1. Lava la coliflor y tritúrala hasta que se quede tipo arroz. En caso de que no tengas un aparato apropiado para triturarla, puedes usar un rallador y un poco de paciencia.

2. En un recipiente de silicona o en un plato tapado con papel de film, mete la coliflor en el microondas 8 minutos a máxima potencia y luego deja que se enfríe. Sí, lo peor es el olor, pero merece la pena 😊.

3. Coloca el «arroz de coliflor» sobre un trapo de cocina limpio y seco, y escurre muy muy muy bien el agua (el objetivo es quitarle la humedad para que luego no se rompa la pizza).

4. Una vez que tengas la coliflor bien seca, ponla en un bol y mézclala con el resto de los ingredientes con un tenedor. En este momento prueba la mezcla por si quisieras añadir alguna especia más.

5. Haz una bola y aplasta con mimo dándole forma redondeada y fina sobre papel de hornear (con un papel de cocina encima puedes aplastar un poco más para quitarle el exceso de humedad).

6. En el horno precalentado a 200 °C, mete la base de pizza 8-10 minutos (hasta que veas que los bordes se van dorando). Saca y, poniéndole otro papel de horno encima, voltea y hornea 3-5 minutos más.

7. ¡Es hora de poner los ingredientes que quieras de *topping*!

8. Para terminar, métela en el horno 10 minutos más hasta que los bordes ya se vayan «quemando» y ¡listo!

TIPS

- Por favor, no te olvides del paso del trapo, es el más importante.
- Con esta misma receta te podrías preparar unos wraps para rellenar.
- Añade aquellos ingredientes que quieras. Yo puse salsa de tomate, atún al natural, cebolla y queso. La combinación de pollo con alguna salsa barbacoa sin azúcar es mi favorita.
- El tiempo de horno es orientativo ya que depende de cómo sea el grosor que dejes y de cada horno, ¡no te despistes mucho!
- Si tienes peques en casa, haz la prueba y me cuentas si has triunfado 😊.

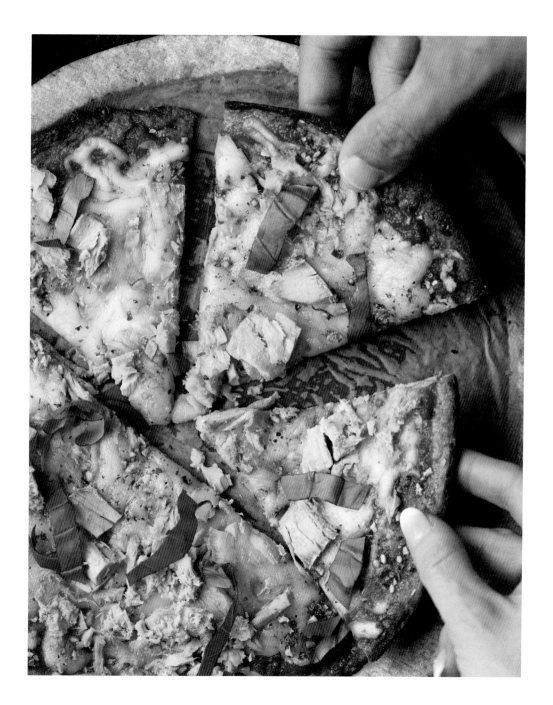

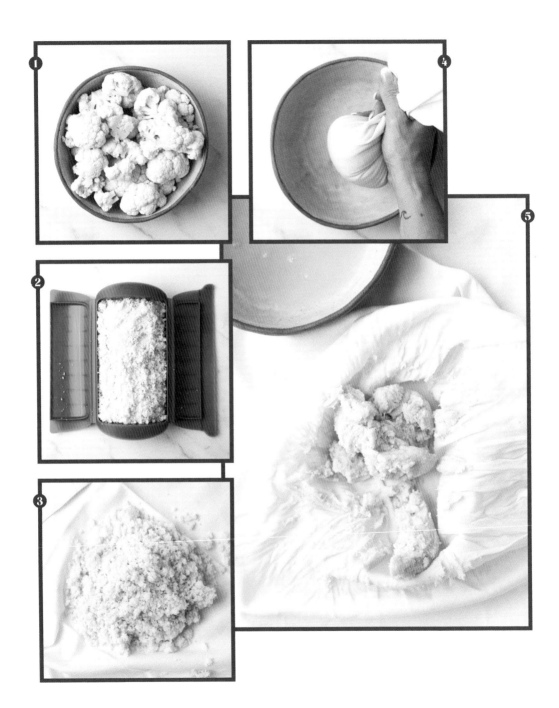

Cocina bonito, cocina sano

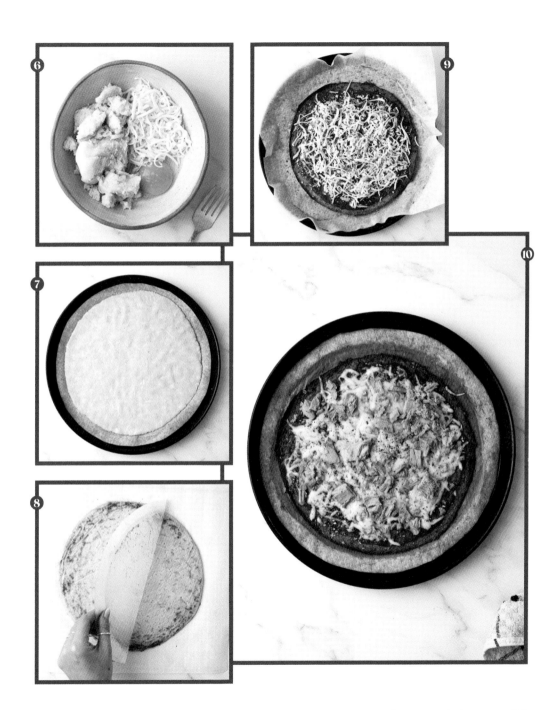

Boniato relleno con salsa especial

Para 1 ración

Ingredientes

- 1 boniato asado
- 100 g de ternera o de pollo picados
- cebolla morada
- pimientos de colores al gusto
- perejil o cilantro
- mozzarella
- especias al gusto

Para la salsa

- 30 g de mayonesa 0 % (o puedes hacerla casera)
- 30 g de nata ácida o *sour cream* (la puedes sustituir por yogur griego)
- 5-10 g de pasta de tomate (la de bote, pura)
- 5 g de mostaza Gulden's®
- Opcional: unas gotitas de tabasco o alguna otra salsa picante, un chorrito superpequeño de sirope de arce sin azúcar o miel, ajo en polvo y cebolla en polvo

Elaboración

1. Trocea los pimientos y la cebolla. Cocina en una sartén, junto con la ternera o el pollo picados, con sazonadores al gusto. Reserva.
2. Corta el boniato ya asado por la mitad y ábrelo sin partirlo por completo. Tan solo lo justo para rellenar.
3. Saca parte de la pulpa del boniato con una cuchara y mezcla con un poco de *mozzarella*. Coloca de nuevo en el boniato.
4. Rellena con el preparado de carne del principio y, si quieres, añade más *mozzarella* por encima y funde en el horno unos minutos.
5. Termina con la salsa (solo es mezclar los ingredientes) y el perejil o el cilantro, y sirve. Puedes decorar añadiendo un poco más de nata ácida por encima.

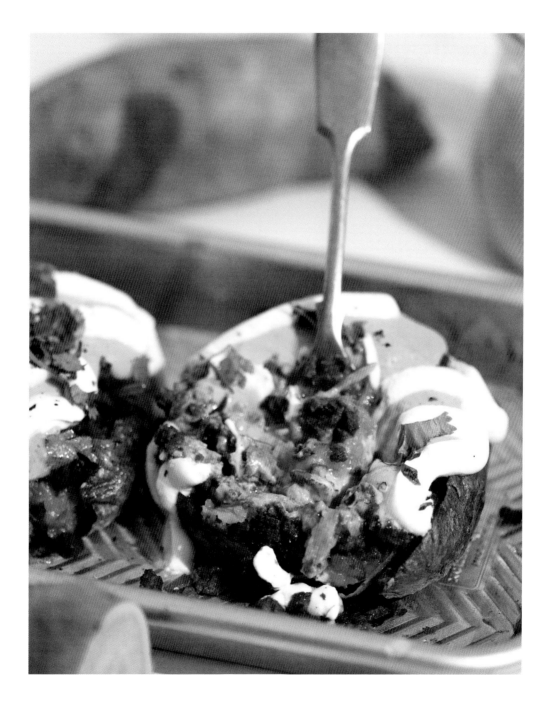

Brochetas de pollo cuatro marinados

Estas cuatro opciones de marinado para pechugas de pollo son de mis favoritas. Anímate a probar e ir ajustando cada combinación. ¡Quedan ideales para hacer brochetas! Tan solo tienes que mezclar y listo.

Ingredientes

Marinado de miel y ajo

- 60 ml de miel o sirope de arce sin azúcares añadidos
- 30 ml de coco balsámico aminos o soja
- 20 ml de aceite de oliva virgen extra
- 2 ajos rallados
- sal
- pimienta molida

Marinado de yogur al curri

- 60 g de yogur natural o griego 0 %
- 5 g de curri de Madrás en polvo
- 10 ml de lima exprimida
- 5 ml de aceite de oliva virgen extra
- 5 ml de sirope de arce sin azúcar o miel
- 1 ajo rallado

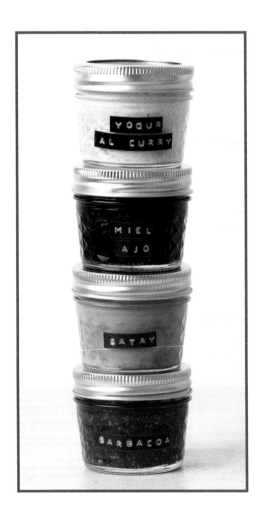

Marinado barbacoa

- 50 ml de salsa barbacoa sin azúcares añadidos
- 20 ml de aceite de oliva virgen extra
- 1 cucharadita de vinagre de manzana o de arroz
- 1 diente de ajo rallado
- sazonador Texas BBQ® (lleva sal marina, cebolla, tomate, ajo, pimentón ahumado, pimiento rojo y verde, tomate en polvo, pimiento chile chipotle, perejil, cebollino, comino en polvo, tomillo y pimiento chile, así que, si no lo tienes, usa todo lo que pilles de esto por casa)

Marinado satay

- 80 g de crema de cacahuete fluida
- 20 ml de lima exprimida
- 30 ml de coco balsámico aminos o soja
- 10 ml de miel
- 5 ml de vinagre de arroz
- jengibre rallado (unos 5 g)

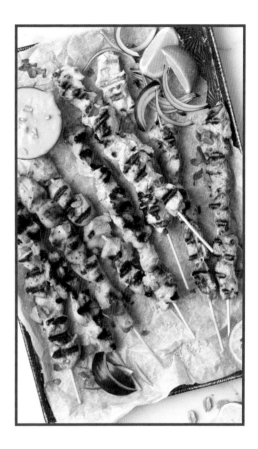

Elaboración

Las cantidades que os dejo de los marinados sirven para ½ kg de pechuga de pollo.

1. Corta las pechugas en dados y en una bolsa de ziploc o túper añade el marinado de tu elección y el pollo troceado. Asegúrate de que todo quede bien sumergido en el adobo.

2. Deja marinar al menos 6 horas (yo lo dejo una noche entera) y luego monta las brochetas.

3. Pinta la base de la sartén parrilla con un poco de aceite de oliva y cocina las brochetas un par de minutos por cada lado a fuego medio-alto. Tienen que quedar doraditas.

4. Sirve con lo que prefieras: arroz, patatas o ensalada. ¡Quedan deliciosas!

Contramuslos de pollo agridulces

Adoro preparar el pollo así, ya sea con pechuga de pollo en tiras, con alitas o con contra-muslos. El glaseado es increíble; algo pegajoso, pero no demasiado. De verdad queda para chuparse los dedos. Ya lo verás ☺.

Ingredientes

- 500 g de contramuslos de pollo sin piel
- 80 g de maicena
- sal y pimienta
- especias al gusto

Salsa

- 20 g de mantequilla sin sal fundida
- 20 ml de sirope de arce sin azúcares añadidos o miel
- 1 cucharada de kétchup sin azúcar añadido
- 1 cucharada de coco balsámico o soja
- 1 cucharadita de vinagre de manzana
- 1 cucharada de agua
- 5 g de maicena de lo que te sobre en los contramuslos
- Opcional: 1 cucharadita de salsa picante si te gusta

Elaboración

1. En un plato pon maicena, sal, pimienta y las especias al gusto.
2. Con papel de cocina, quita el exceso de humedad de los contramuslos y rebóza-los en la mezcla anterior.
3. Ve colocándolos en una bandeja de horno (te recuerdo que mi horno tiene función *airfryer*) y deja que se hagan (30-35 minutos en *airfryer*; en horno convencional tarda unos 40 minutos a 200 °C).
4. Mientras, prepara la salsa en una sartén antiadherente mediana a fuego medio-bajo: derrite la mantequilla, pero no dejes que hierva.
5. En un vaso pequeño, mezcla el agua y la maicena.
6. En la sartén, pon la mezcla de sirope o miel, coco balsámico o salsa de soja, vinagre, kétchup, el agua y la maicena, y salsa picante. Mezcla y continúa a fuego medio-bajo, removiendo con frecuencia hasta que la salsa comience a espesar. Retira entonces la sartén del fuego.

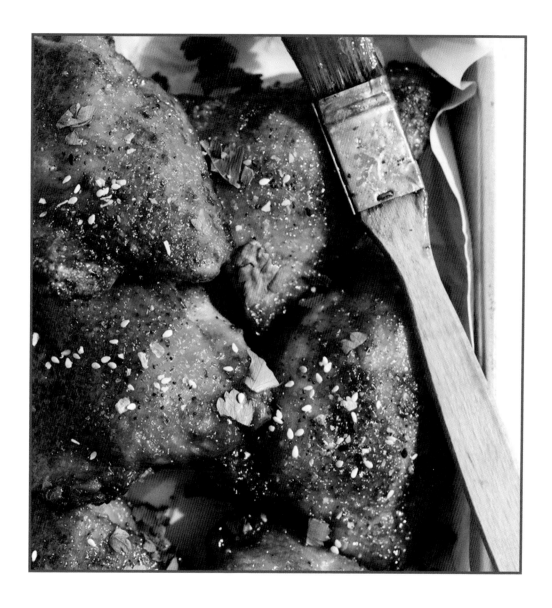

7. Cuando los contramuslos estén ya listos, úntalos bien en la salsa y vuelve a llevarlos a tu horno o *airfryer* unos 5-10 minutos a 200 °C para el toque final.

TIPS

• La versión más fácil y rápida es la de las tiras de pechuga de pollo. En este caso, el tiempo en horno es de apenas 12-15 minutos, según el grosor que dejes, y 5 minutos extras tras cubrirlas con la salsa.

«Crackers» de almendra

Para acompañar, dipear o comerlos tal cual. Es una versión keto y quedan con un toque crujiente especial.

Para 50-60 *crackers*

Ingredientes

- 195 g de harina de almendras
- 1 huevo talla L/XL a temperatura ambiente
- 75 g de mantequilla sin sal a temperatura ambiente
- 2 g de sal
- 2 g de goma xantana
- 2 g de bicarbonato sódico
- especias al gusto

Elaboración

1. En un recipiente, mezcla los ingredientes secos y reserva.
2. Suaviza la mantequilla con una batidora durante un par de minutos y echa el huevo. Vuelve a mezclar y no te preocupes si no queda todo bien integrado.
3. Junta ambas preparaciones ayudándote de una lengua de gato o de tus manos.
4. Una vez que tengas la masa bien integrada, coloca en film transparente y enfría durante al menos 1-1 ½ hora, en el frigorífico.
5. Precalienta el horno a 180 °C.
6. Entre dos papeles de hornear, estira la masa con un rodillo unificando el grosor para que se hornee y dore por igual.
7. Haz cuadraditos de unos 1,5 × 1,5 cm con cualquier cortador que tengas en casa (de pizza, por ejemplo).
8. Hornea durante 15-18 minutos, dependiendo del grosor que obtengas. Ten en cuenta que cuanto más finos queden, más crujientes estarán después.
9. ¡Deja enfriar por completo y ya tienes tus *crackers* listos!

TIPS
- Conserva en un túper hasta 4 días.

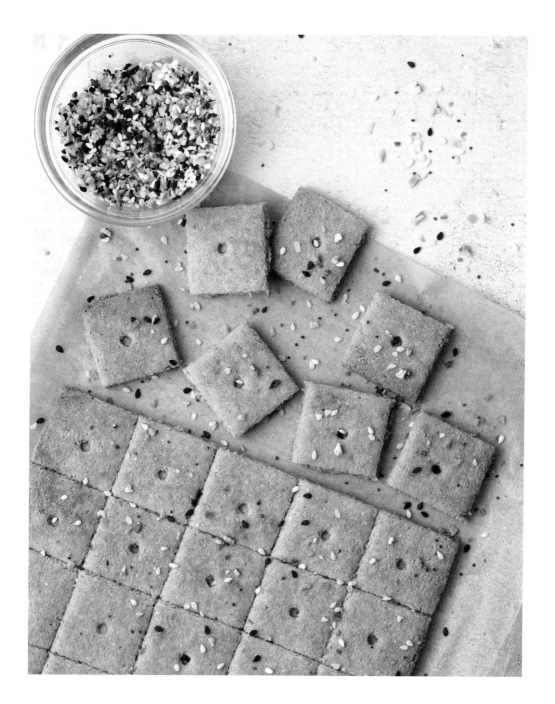

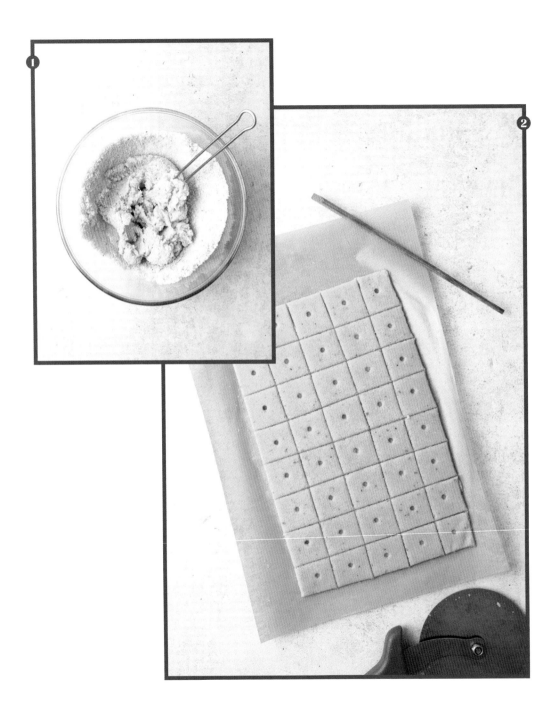

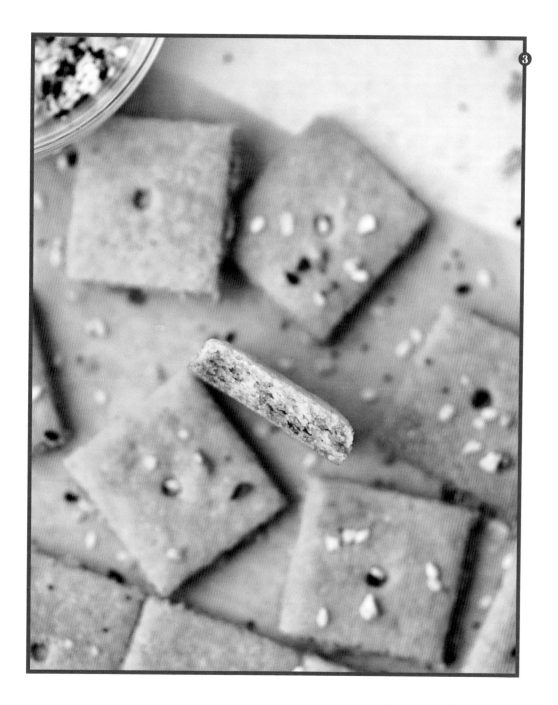

Creps de espinacas con queso crema y salmón

Este desayuno salado es supercompleto y está lleno de sabor.

Para 8 crepes

Ingredientes

Para las creps

- 180 ml de claras de huevo
- 35 g de harina de avena
- 30 g de espinacas
- 30 ml de bebida vegetal o la que tú prefieras
- sal y pimienta al gusto
- aceite de oliva o de coco para engrasar

Para el relleno

- 60 g de salmón ahumado
- 35 g de queso crema
- especias al gusto (el sazonador de Aguacate Topping® pega mucho mucho)
- Opcional: cebolla, unas rodajas de tomate, especias variadas

Elaboración

1. Mezcla con una batidora todos los ingredientes para hacer las creps.
2. En una sartén antiadherente, tras pintar la base con un poco de aceite de oliva o de aceite de coco, ve haciendo creps a fuego medio-bajo hasta terminar la masa.
3. El truco está en verter solo la suficiente mezcla para que, haciendo un giro circular de sartén, la crepe quede fina.
4. Rellena las creps con queso crema, salmón ahumado y especias al gusto.

 TIPS

- Puedes prepararlas la noche anterior sin el relleno y aguantan hasta 2 días perfectamente en la nevera.

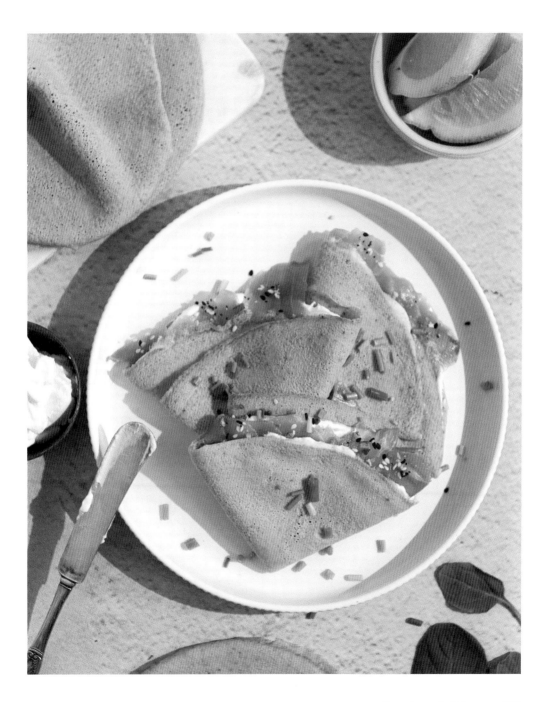

Croquepapas

Visualmente parecen croquetas, pero el ingrediente principal son las patatas ¡y sin sumergir en aceite! Las puedes preparar en forma de bolitas, tortitas o, como te enseño en esta receta, en croquetas.

Para 8 unidades

Ingredientes

- 400 g de patatas pequeñas para cocer
- 1 o 2 huevos ligeramente batidos
- copos de maíz aplastados o triturados. Puedes usar pan *panko*
- queso *mozzarella* o *cheddar* para rellenar
- sal, pimienta y mil especias al gusto para darle aún más sabor
- aceite de oliva en espray

Elaboración

1. Cuece las patatas, déjalas enfriar y pélalas.
2. Machácalas y sazona.
3. Coge una cucharada de patata machacada, aplasta, pon un poquito de queso en el centro y dale forma de croqueta. ¡Cierra bien!
4. Pasa por huevo, deja que escurra un poquito y seguidamente pasa por los copos de maíz con especias.
5. Utiliza aceite de oliva en espray y pulveriza un poco por encima de cada una.
6. Lleva a tu bandeja de *airfryer* y cocina durante 9 minutos a 190 °C. También puedes hacerlas en el horno convencional (12 minutos a 180 °C).
7. ¡Sirve y disfruta! Yo las acompañé con una salsa barbacoa sin azúcares añadidos.

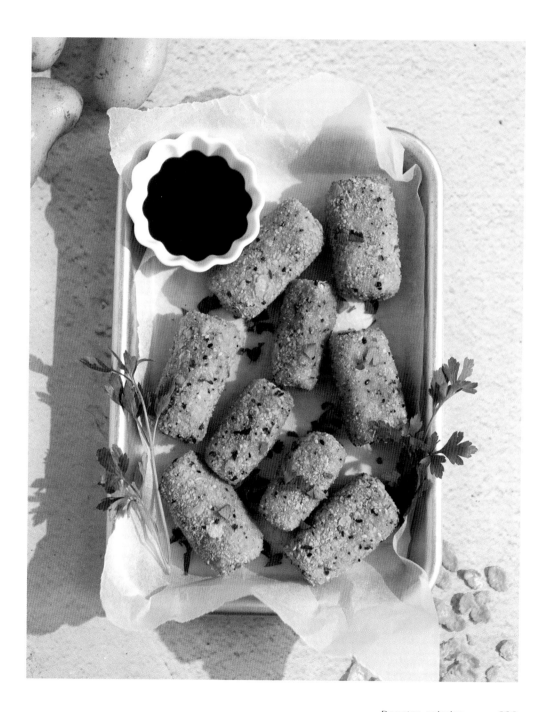

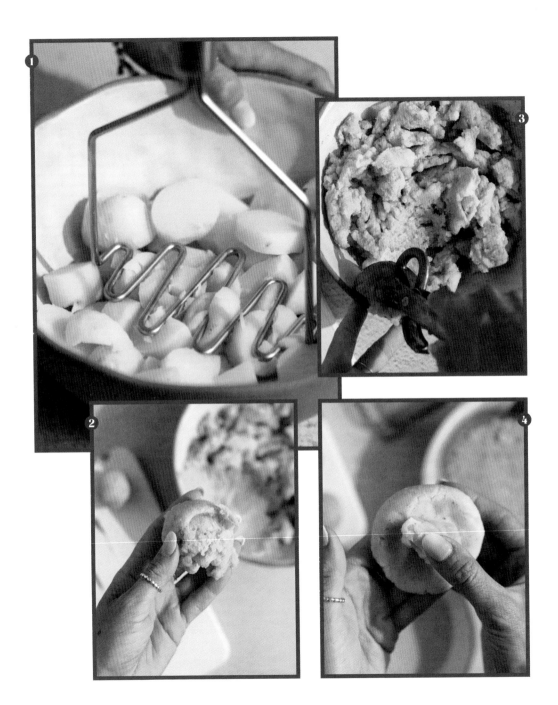

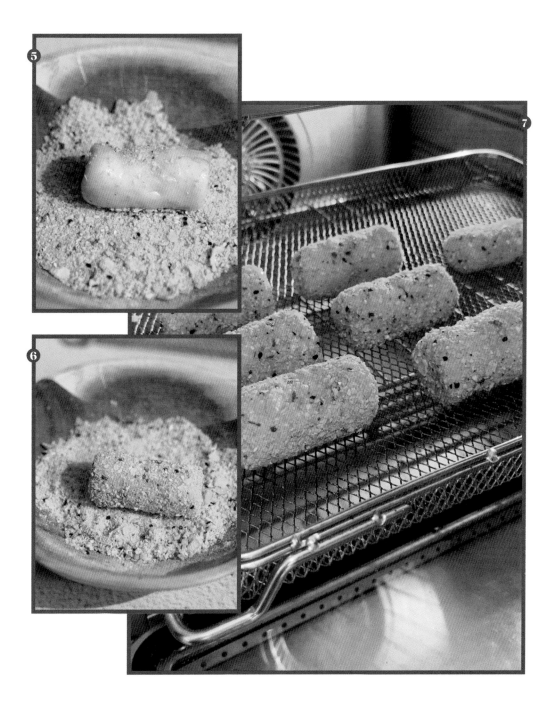

Empanadillas

Para 6 empanadillas

Ingredientes

- 170 g de *mozzarella* rallada
- 40 g de queso crema
- 1 huevo grande
- 100 g de harina de almendras
- 1 cucharadita de cebolla en polvo
- 1 cucharadita de ajo en polvo
- una pizca de sal y pimienta

Elaboración

1. Funde la *mozzarella* junto al queso crema bien en el microondas en tandas pequeñas de 30 segundos hasta que se integren bien.
2. Añade el resto de los ingredientes hasta formar una masa que estará algo pegajosa. Déjala reposar en la nevera un rato para que se enfríe un poco.
3. Haz bolitas, aplasta y rellena con lo que desees.
4. Cierra en forma de empanadilla, pinta el exterior con un huevo extra batido y hornea aproximadamente 18 minutos a 180 °C. Han de quedar doradas.
5. Deja enfriar 15 minutos y verás qué ricas están ☺.

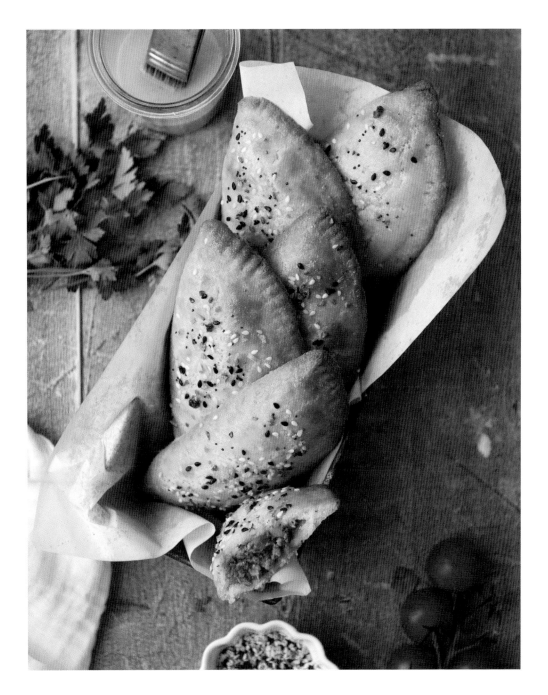

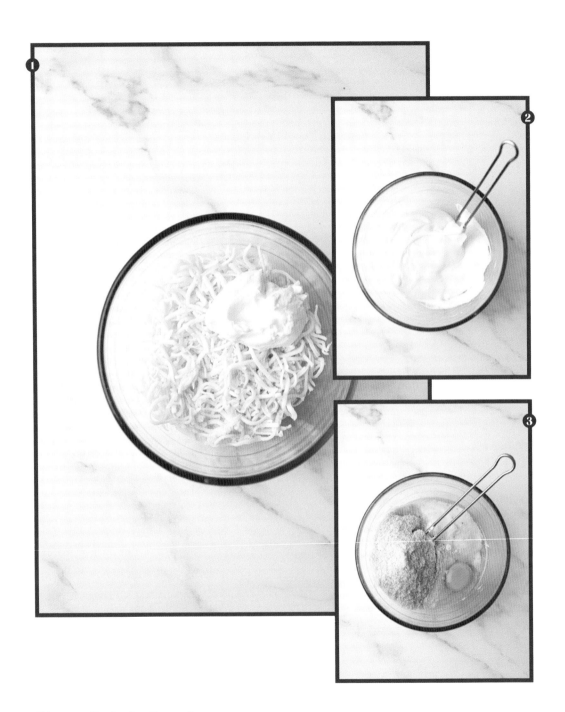

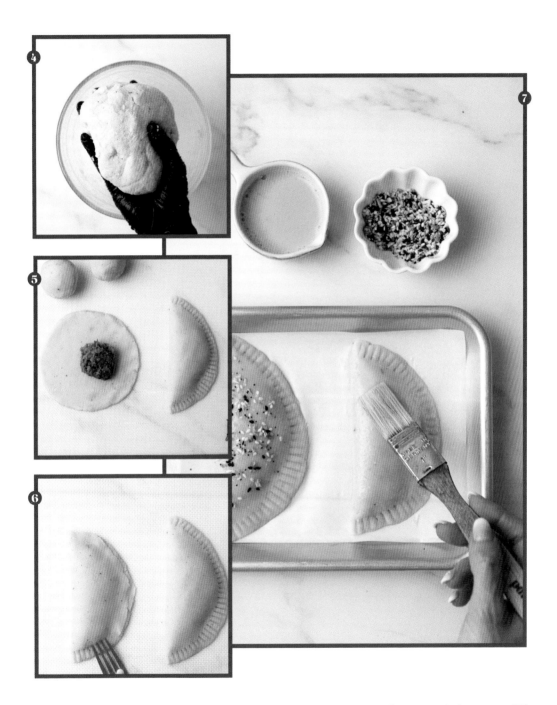

Ensalada César

Es una ensalada de lechuga romana y croûtons (trozos de pan tostado) aderezada con limón, aceite de oliva, huevo, salsa Worcestershire, anchoas, ajo, mostaza de Dijon, queso parmesano y pimienta negra. A mí no me gustan nada las anchoas; si a ti te pasa lo mismo, no te preocupes, ¡porque en esta versión no se aprecian! La original no lleva pollo, pero se le puede añadir, y yo siempre lo hago.

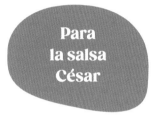

Para la salsa César

Ingredientes

- 2 huevos cocidos
- 20 ml de aceite de oliva virgen extra suave, tipo arbequina
- 60 ml de bebida de almendras sin azúcar
- 10 ml de limón exprimido
- 5 g de pasta de anchoas o anchoas troceadas
- 5 g de mostaza de Dijon
- 30 g de parmesano rallado (de cuña)
- 1 diente de ajo
- sal
- pimienta
- Opcional: ½ cucharadita de salsa Worcestershire

Elaboración

1. Tritura con una batidora de brazo todos los ingredientes para la salsa hasta que queden bien ligados. Te servirá para varias ensaladas.

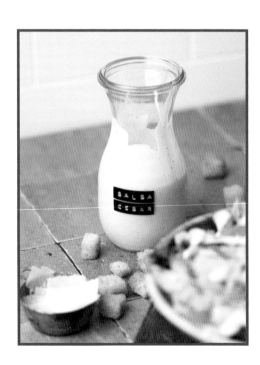

Para la ensalada César

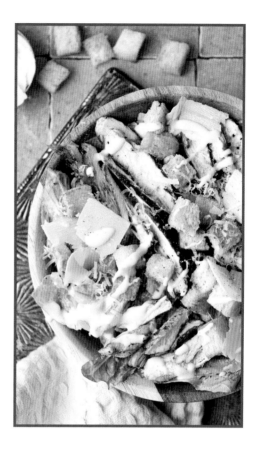

Para 2 personas

Ingredientes

- lechuga romana
- salsa César
- 2 rebanadas de pan de calidad para los picatostes «no fritos»
- 2 filetes de pechuga de pollo
- queso parmesano
- aceite de oliva en espray
- ajo en polvo

Elaboración

1. Lava, escurre bien y trocea la lechuga romana. Coloca en la ensaladera donde vayas a servirla.
2. Cocina el pollo en una sartén, trocéalo y añade a la ensaladera.
3. Para hacer los picatostes más ligeros y «no fritos» en aceite, trocea el pan, ponlo en un bol y pulveriza aceite de oliva en espray. Añade ajo en polvo al gusto y mezcla bien para que se reparta por todos los trozos de pan.
4. Coloca en una bandeja y hornea en tu horno o *airfryer* a 180 °C hasta que estén dorados y crujientes.
5. Añade los picatostes a la ensaladera, la salsa César al gusto y unas lascas de queso parmesano para terminar.

Ensalada de atún y aguacate con salsa de yogur

Cuando empecé a cambiar mi alimentación, me preparaba muchos aguacates rellenos. Me dio por rellenar casi todo lo que comía y ponerlo bonito para que el cambio fuese divertido. Seguro que, en las primeras fotos de mi Instagram, en 2012, hay algunos de esos platos. La verdad es que no era muy fan del aguacate en aquel momento, pero había leído que aportaba grasas saludables, así que hice lo posible por incorporarlo a mi dieta. Preparar esta receta me teletransporta a mis inicios .

Para 2 personas

Ingredientes

- 2 aguacates en su punto
- 150-170 g de atún al natural escurrido (unas 3 latas)
- 50 g de yogur griego 0 %
- 10 ml de limón exprimido
- 5 g de mostaza de Dijon
- ½ cebolla roja
- ajos tiernos
- sal y pimienta
- Opcional: eneldo, perejil

Elaboración

1. En un recipiente, mezcla muy bien el yogur griego, la mostaza, el limón exprimido, la cebolla troceada en cuadraditos, los ajos tiernos al gusto, la sal y la pimienta.
2. Añade el atún al natural bien escurrido. Vuelve a mezclar.
3. Ahora, parte por la mitad tus aguacates, elimina el hueso y, con una cuchara, saca parte de la pulpa, dejando un poco de grosor en los laterales.
4. El aguacate que retires trocéalo y agrégalo al resto de los ingredientes de la ensalada de atún.
5. Rellena los aguacates y... ¡listo! Ya puedes servirlos con un poco de eneldo o perejil.

TIPS
- Este relleno me encanta para hacerme *wraps* de lechuga o *wraps* de tortillas. También lo pongo sobre tortitas de arroz o de pan integral.

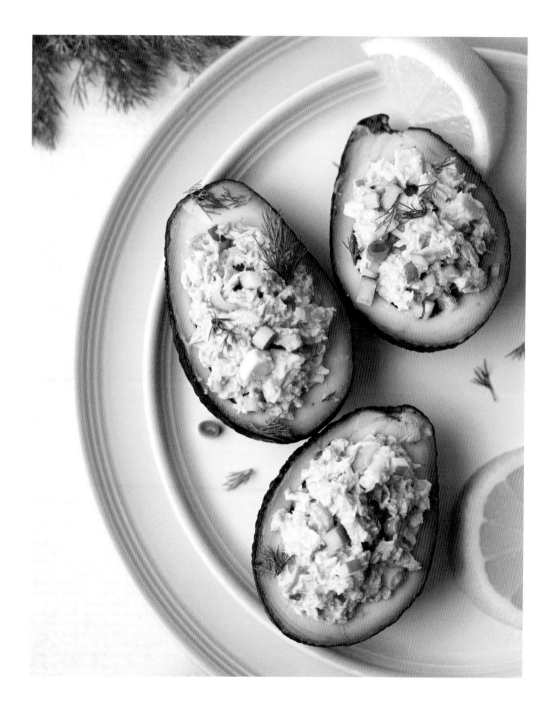

Falsa lasaña de boniato y pollo

Esta deliciosa lasaña de boniato es saludable, muy fácil de hacer y os encantará.

Para 2 raciones

Ingredientes

Para la bechamel ligera

- 250 ml de bebida de almendras sin azúcar
- 15 g de aceite de coco
- 20 g de queso crema 0 %
- 20 g de harina de almendras
- 15 g de harina de avena o maicena
- nuez moscada
- sal
- pimienta fresca molida

Para el relleno

- 200 g de boniato
- 200 g de carne picada de pollo
- 2 cucharadas de queso *cottage*
- ½ cebolla
- tomate frito sin azúcares añadidos
- sal rosa del Himalaya
- sazonadores al gusto
- queso rallado de tu preferencia
- aceite de oliva
- Opcional: salsa barbacoa 0 %

Elaboración

1. Para hacer la bechamel, vierte la bebida de almendras y el aceite de coco en una olla a fuego medio-alto. Mezcla muy bien y añade la harina de almendras, la avena, el queso crema, la sal, la pimienta y la nuez moscada al gusto. Si quieres espesar más, pon más harina de avena. Reserva.

2. Para hacer el relleno, dora la cebolla en una sartén con un poco de aceite de oliva, añade la carne, las especias y el tomate (si quieres, también puedes utilizar salsa barbacoa).

3. Mezcla muy bien hasta que la carne esté lista, y reserva.

4. Lava el boniato y lamínalo con la ayuda de una mandolina o con un cuchillo.

5. Mientras se precalienta el horno a 200 °C, empieza a montar la lasaña. En una fuente o recipiente de usar y tirar de aluminio, pon las láminas de boniato cubriendo toda la base, extiende la carne por encima, el queso *cottage* y la bechamel.

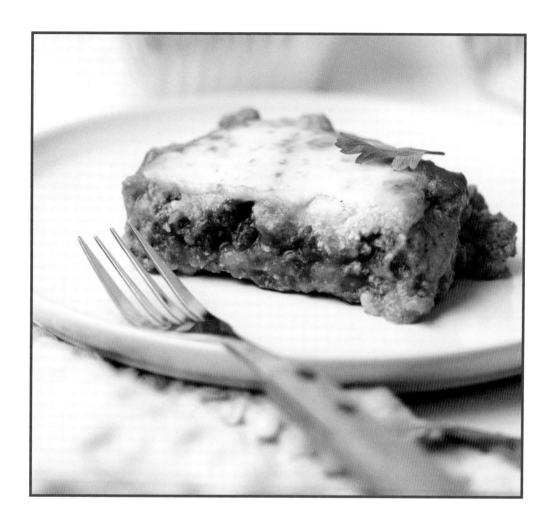

Repite: boniato-carne-queso *cottage*-bechamel. Termina poniendo el queso rallado por encima. Cubre con papel de aluminio y hornea 45 minutos.

6. En la *airfryer* son unos 30 minutos, pero te recomiendo pinchar y asegurarte de que el boniato esté blando, ya que el tiempo de cocción dependerá de su grosor.

TIPS

 • Para rallar, usa el queso que más te guste; el proteico Eatlean® queda muy bien en esta receta.

«Fingers» de pollo crujiente sin freír

Receta perfecta para cualquier ocasión. ¡Te resultará imposible comerte solo uno! Te enseño, además, el mejor truco para que queden tiernos por dentro ☺.

Ingredientes

- 300 g de pechuga de pollo en tiras
- 1 huevo
- 100 g de yogur griego natural
- limón exprimido
- copos de maíz tostado o pan *panko*
- aceite de oliva
- sal
- pimienta
- especias al gusto
- Opcional: queso parmesano rallado

Elaboración

1. Comienza salpimentando el pollo y mezclando en un bol el yogur griego natural y el limón exprimido. Añade el pollo a esta mezcla e integra bien. Deja marinar 12 horas. (Puedes omitir el paso del marinado, pero a mi parecer queda el pollo más tierno).

2. Pasadas estas horas, tritura los copos de maíz añadiendo las especias que más te gusten y, si quieres, el queso parmesano rallado. Mezcla bien estos ingredientes en un plato o en un bol para rebozar.

3. Prepara otro bol con 1 huevo batido (si tienes leche o bebida vegetal, puedes añadirle una cucharada al huevo).

4. Ahora ve pasando por el huevo las tiras de pollo y seguidamente rebózalas muy bien en la mezcla de los copos de maíz triturados.

5. Prepara tu bandeja de horno o *airfryer* y ve colocando las tiras sin que se toquen.

6. Pulveriza aceite de oliva con un espray y mete 15-18 minutos a 180 °C hasta que se doren. (Mi horno de sobremesa tiene función *airfryer*, por lo que puedo poner en toda una bandeja perfectamente todas las tiras y hacerlas en una sola tanda).

7. Una vez que estén listas, sírvelas con lo que desees. En esta imagen las he acompañado con kétchup cero y mostaza Gulden's®.

TIPS
- No hace falta pasar las tiras por maicena, harina o arruruz antes del huevo para que queden crujientes.

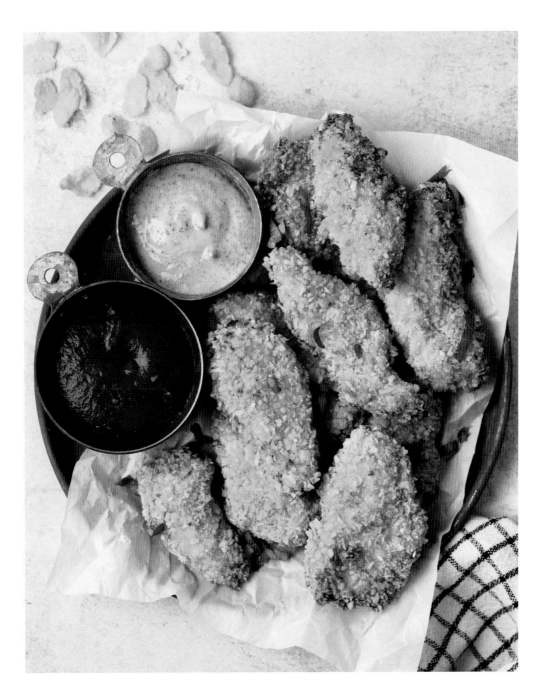

Gofres estilo tex-mex

Preparar gofres es divertido y estos son muy resultones. Además, lo normal es pensar en gofres dulces, pero te aseguro que los salados van a triunfar en casa.

Para 4 gofres pequeños

Ingredientes

- 50 g de queso *mozzarella* o queso Eatlean®
- 20 g de parmesano
- 30 g de tortitas / nachos de maíz triturados
- 1 huevo
- aceite de oliva en espray
- *toppings*: carne picada cocinada
  pimento fresco troceado
  guacamole
  nata ácida
  especias al gusto

Elaboración

1. En un bol mezcla bien todos los ingredientes. No te preocupes si queda muy espeso.
2. Precalienta la gofrera mini engrasada con espray de aceite de oliva y pon una cucharada bien grande de la mezcla. Cierra la gofrera apretando.
3. Deja que se haga durante 1 minuto o 1 ½ minutos por cada uno de los lados.
4. Una vez que los gofres estén listos, puedes ponerles carne picada ya cocinada por encima y más queso extra. Métolos en el horno o *airfryer* un par de minutos; es solo para que el queso se funda.

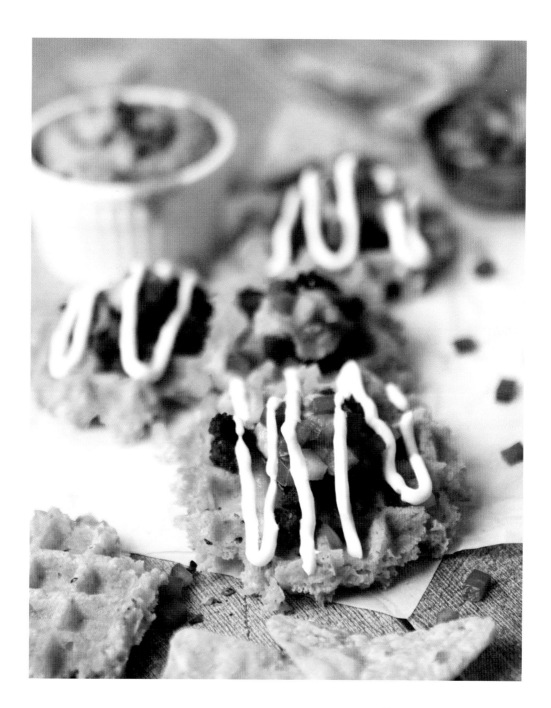

Nachos de lentejas rojas

Tan solo necesitas 3 ingredientes para elaborar estos nachos para acompañar un picoteo saludable. Y, si no te apetecen los nachos, puedes preparar creps/tortillas con la masa. Una forma más divertida de comer legumbres y una opción ideal sin gluten. ¡Apunta!

Ingredientes

- 250 g de lentejas rojas
- 500 ml de agua
- sazonadores al gusto
- aceite de oliva o de coco

Elaboración

1. Deja en remojo las lentejas en el agua al menos 3 horas.
2. Tritúralas en una procesadora, junto con el agua, hasta que te quede una masa con una textura cremosa.
3. Engrasa una sartén antiadherente con un poco de aceite de oliva o aceite de coco y ponla a calentar a fuego medio-bajo.
4. Ve añadiendo un poco de mezcla y haz tortillas. Ten a mano una cuchara para extender en forma circular; es una mezcla superfluida y te será fácil.
5. Cocina 1 minuto por cada lado.
6. Continúa hasta terminar la masa.
7. Trocea las tortillas en triángulos, coloca sobre una bandeja de horno con papel vegetal y, con el horno precalentado a 200 °C, pulveriza un poco de aceite de oliva y pon si quieres más sal o pimienta.
8. Hornea unos 6-8 minutos (en función del grosor de tus tortillas será más o menos tiempo; asegúrate de rondar por la cocina para que no se te quemen).
9. Deja enfriar y sirve, por ejemplo, ¡con un buen guacamole!

TIPS
- Puedes reservarte alguna tortilla sin trocear para rellenarla como más te guste.

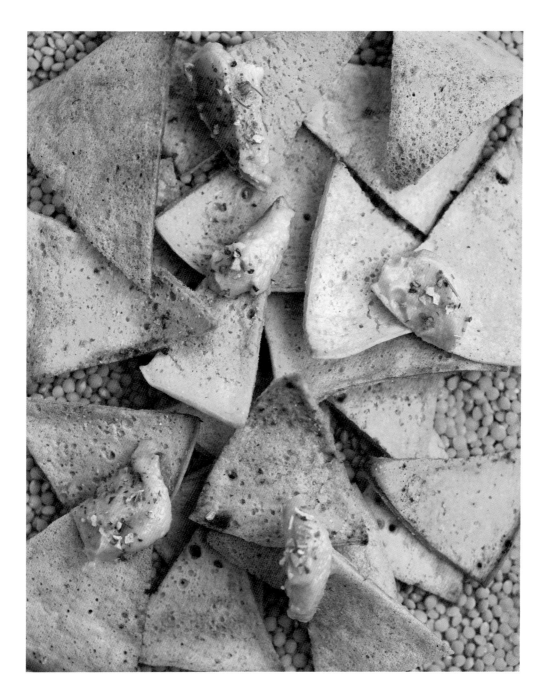

Pan de avena dos versiones

Estas ideas de pan de avena te salvarán de un apuro y te servirán para desayunos, almuerzos o cenas. ¡Fáciles, saludables y nutritivas!

Ingredientes

Para el pan de avena
- 1 huevo L/XL
- 25 g de harina de avena
- 5 g de harina de almendras
- 3 g de polvo de hornear
- una pizca de sal y especias al gusto
- aceite de oliva

Para el pan de avena y zanahoria
- 1 huevo L/XL
- 30 g de harina de avena
- 5 g de harina de almendras
- 1 zanahoria rallada pequeña
- 3 g de polvo de hornear
- una pizca de sal y especias al gusto
- Opcional (¡mi secreto!): le añado también un toque de sirope de arce sin azúcar, apenas media cucharadita, y copos de avena espolvoreados

Elaboración

1. Sigue los mismos pasos para ambas preparaciones, pero en el de zanahoria, tras rallarla, elimina el exceso de humedad con un papel de cocina.
2. Mezcla muy bien todos los ingredientes y, para evitar que la masa se quede pegada, pinta con aceite de oliva un túper de cristal pequeño apto para microondas (de plástico también serviría). Yo suelo usar uno de 10 X 10 cm aproximadamente.
3. Pon en el túper la mezcla y espolvorea, si quieres, especias por encima o copos de avena. Mete en el microondas 1 minuto a máxima potencia. Según el grosor que obtengas, puede que necesites ponerlo 30 segundos más.
4. Saca, desmolda y deja enfriar.
5. Ya tienes listo tu pan para poder rellenarlo con lo que quieras ☺.

TIPS
- La receta da para un pan; lo cortas por la mitad y tienes las dos partes para hacer un sándwich completo.
- Te recomiendo que, si puedes, lo tuestes. Queda mucho más rico ☺.

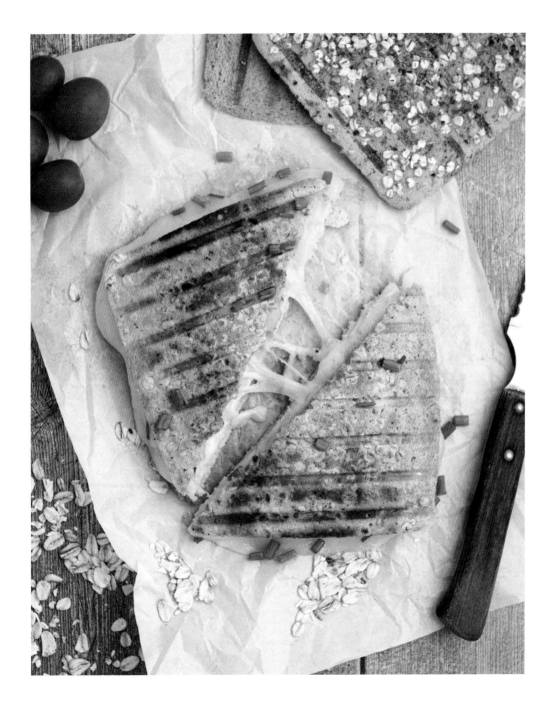

Patatas con ajonesa

Hoy vamos a preparar esta tapa tan clásica y rica, pero con una ajonesa más saludable hecha con huevos duros, que hace que sea más segura a la hora de consumir.

Ingredientes

- 400 g de patatas cocidas (pueden ser de bote)
- 2 huevos cocidos
- 20 ml de aceite de oliva virgen extra suave, tipo arbequina
- 60 ml de bebida de almendras sin azúcar
- 10 ml de limón exprimido
- 1 diente de ajo
- sal
- pimienta

Elaboración

1. Cuece, pela y trocea las patatas.
2. Para preparar la ajonesa, tritura el resto de los ingredientes hasta que quede todo bien homogéneo.
3. Mezcla con las patatas, decora con perejil y listo.

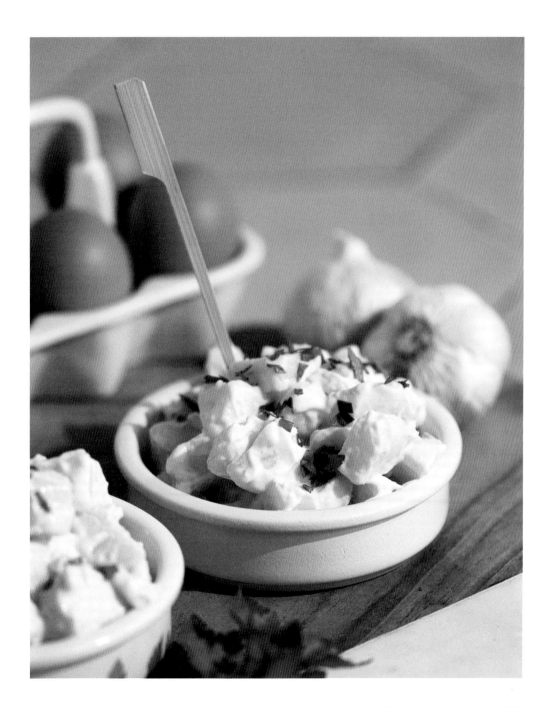

Pollo con anacardos

Aquí te dejo esta versión del pollo con anacardos. He usado algunos de mis básicos favoritos, por lo que es algo que siempre puedo improvisar. ¡En menos de 20 minutos lo tendrás listo!

Ingredientes

- 450 g de pechuga de pollo de corral
- 2 cucharadas de maicena o arruruz (espesantes)
- 125 ml de caldo de pollo
- 60 ml de coco balsámico aminos o salsa de soja baja en sodio
- 15 ml de sirope de arce sin azúcar o 1 cucharada de eritritol o el endulzante que desees
- 3 o 4 dientes de ajos rallados o troceados
- aceite de aguacate o de oliva
- anacardos al gusto
- especias al gusto: sal, pimienta, cebolla en polvo

Elaboración

1. Tuesta los anacardos y reserva.
2. Trocea el pollo y rebózalo bien con la maicena.
3. En una sartén a fuego bajo pon 2 cucharadas de aceite de aguacate y dora el pollo unos 5-6 minutos.
4. Mientras tanto, prepara la mezcla de caldo de pollo, coco balsámico o soja, ajo y especias. Vierte sobre el pollo y cocina hasta que el caldo reduzca y quede espeso.
5. Añade los anacardos y ya lo tendrías.

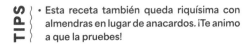

TIPS • Esta receta también queda riquísima con almendras en lugar de anacardos. ¡Te animo a que la pruebes!

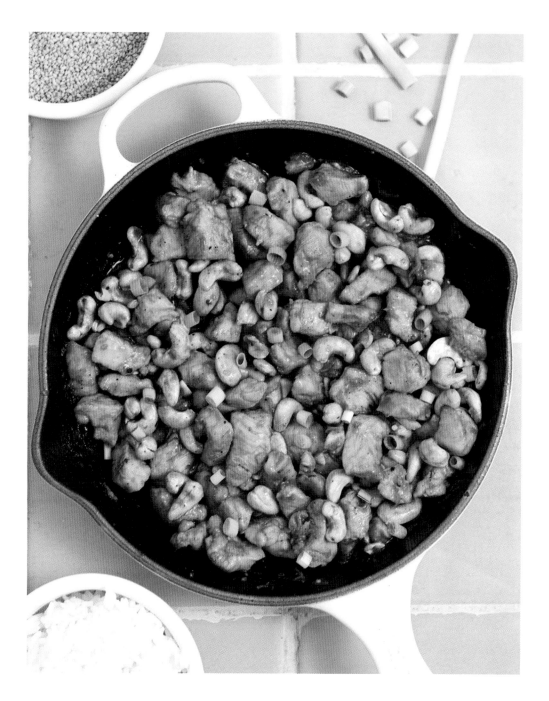

Pollo desmechado «sweet & smokey»

Otro de mis básicos. Para comer tal cual, combinar con arroz, pasta o patatas o bien para usar como relleno de unas fajitas.

Ingredientes

- 750 g de pechuga de pollo
- 200 ml de salsa de tomate o tomate triturado
- 20 ml de sirope de arce sin azúcares añadidos
- 20 ml de coco balsámico aminos o soja baja en sodio
- 15 ml de aceite de oliva virgen extra
- 15 ml de salsa barbacoa sin azúcar
- especias al gusto: cucharadita de pimienta, sal, ajo en polvo, cebolla, albahaca, pimentón dulce...; todo lo que pilles.

Elaboración

1. En un recipiente añade y mezcla todos los ingredientes para preparar la salsa hasta que se integren bien.
2. Introduce el pollo y la salsa en una olla y cocina lentamente a fuego bajo.
3. Depende del corte del pollo que prepares se hará en 2, 3 o 4 horas. El mío estaba fileteado y en 3 horas estuvo listo.
4. Desmenuza la carne con ayuda de un par de tenedores y una vez se haya enfriado sobre la encimera de la cocina, conserva en el frigorífico hasta 3 días.

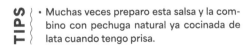

TIPS
- Muchas veces preparo esta salsa y la combino con pechuga natural ya cocinada de lata cuando tengo prisa.

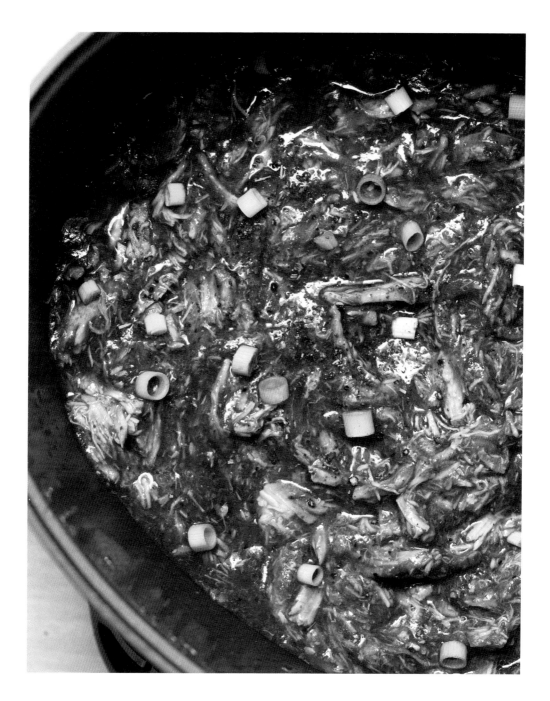

Salmón a la naranja

El salmón es uno de mis pescados azules favoritos y combinado con naranja es lo más. ¡Anímate a probarlo y me cuentas! Y si no te gusta el salmón, cocina pollo o tofu con la misma salsa.

Ingredientes

- 500 g de salmón
- 10 ml de aceite de oliva virgen extra

Para la salsa

- 100 ml de zumo de naranja exprimido
- 20 g de miel o sirope de arce sin azúcares añadidos
- 20 ml de soja o coco balsámico aminos
- 7 ml de vinagre de arroz
- ralladura de media naranja
- 1 cucharadita de ajo rallado o troceado bien finito
- ½ cucharada de jengibre fresco rallado
- ½ cucharadita de maicena o arruruz para espesar

Elaboración

1. Comienza quitándole la piel a tu salmón (si viertes agua caliente sobre la piel, la podrás retirar sin necesidad de usar un cuchillo).
2. Trocea en dados o deja en lomos, tú decides.
3. Prepara la salsa mezclando todos los ingredientes, excepto la maicena. Una vez que lo tengas todo integrado en un bol grande, introduce el salmón y deja marinar 15-20 minutos antes de cocinarlo.
4. Puedes hacerlo en una sartén antiadherente con un poco de aceite de oliva a fuego medio-bajo, en tu horno o en la *airfryer*.
5. Usa pinzas para coger los daditos de salmón (guarda la salsa, pero no la añadas a la sartén) y cocina por cada lado durante 2-3 minutos o hasta que estén dorados.
6. Mientras tanto, pon la salsa del marinado en un cazo pequeño y lleva a ebullición muy bajito.

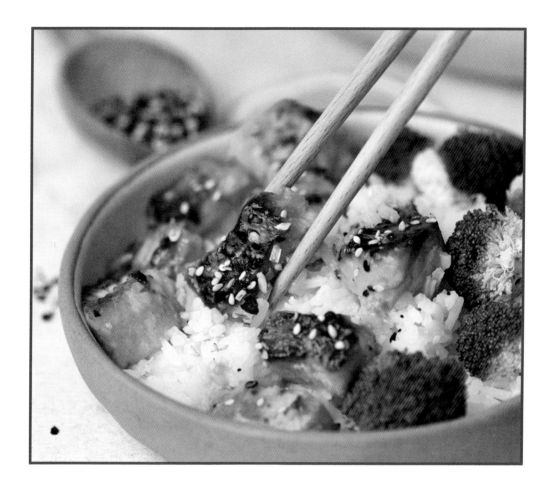

7. Incorpora la maicena mezclada con una cucharada de agua al cazo y deja reducir.

8. Cuando el salmón esté cocinado, no lo saques de la sartén. Vierte la salsa sobre él y deja que reduzca unos minutos más.

9. Puedes acompañar el salmón a la naranja con arroz o verduras. ¡Ya tienes esta comida o cena sabrosa lista!

TIPS

- En el caso de hacerlo en la freidora de aire, una vez que retires los daditos del marinado, cocina sobre papel vegetal durante apenas 5-6 minutos a 160 °C, según como sea el grosor del salmón. Vigila que no se quemen.

- Una vez cocinados y con la salsa reducida en el cazo, impregna bien los daditos en la salsa y vuelve a meter en la freidora de aire 2 minutos más.

Índice de ingredientes

Índice de ingredientes   239